Erdmute Pioch

Schmerzdokumentation in der Praxis

Klassifikation, Stadieneinteilung, Schmerzfragebögen

Erdmute Pioch

Schmerzdokumentation in der Praxis

Klassifikation, Stadieneinteilung, Schmerzfragebögen

Mit 12 Abbildungen und 35 Tabellen

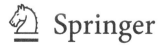 Springer

Dr. med. Erdmute Pioch, M.P.H.

Klinik für Manuelle Medizin, Fachklinik für konservative Orthopädie und Schmerztherapie
Waldhausstraße
16766 Kremmen/Sommerfeld

Autorin:

Dr. med. Erdmute Pioch MPH, geb. 1665 in Hamburg. Medizinstudium in Hamburg und Berlin. Voll-Approbation 1994, Studium der Gesundheitswissenschaften/Public Health an der TU Berlin mit Abschluss zum Master of Public Health 1996. Promotion zur Lebensqualität von Schmerzpatienten 2001, Förderpreis für Manuelle Medizin 2004. Seit 1998 an der Klinik für Manuelle Medizin/Sommerfeld.

ISBN 3-540-22890-X
Springer Medizin Verlag Heidelberg

Bibliografische Informationen der Deutschen Bibliothek
Die Deutsche Bibliothek verzeichnet diese Publikation in der Deutschen Nationalbibliografie;
detaillierte bibliografische Daten sind im Internet über (http://dnb.ddb.de) abrufbar.

Springer Medizin Verlag.
Ein Unternehmen von Springer Science+Business Media
springer.de
© Springer Medizin Verlag Heidelberg 2005
Printed in The Netherlands

Planung: Ulrike Hartmann
Projektbetreuung: Gisela Schmitt, Heidelberg
Lektorat: Bettina Arndt, Weinheim
Design: deblik Berlin
Umschlag: Stolinski, Berlin

SPIN 10978894
Satz: Stürtz GmbH, Würzburg
Druck: Krips bv, Meppel
Verarbeitung: Litges & Dopf, Heppenheim

Gedruckt auf säurefreiem Papier 22/2122/–5 4 3 2 1 0

Widmung und Danksagung

für Antek Valentin

Dieses Buch ist begleitend zu der täglichen klinischen Arbeit mit chronischen Schmerz-patienten entstanden. Die Patienten waren immer der wichtigste Anlass zur Auseinander-setzung um das Thema Schmerzdokumentation. Sie haben uns viele Anregungen und kritische Fragen mit auf den Weg gegeben. Das Buch steht aber auch im Zusammenhang mit der Ent-wicklung der Klinik für Manuelle Medizin zu einer großen Schmerzklinik. Viele Diskussionen um Dokumentation, Qualitätssicherung, Klinikkonzepte, Leitlinien, diagnostische Standards und Behandlungskriterien haben die Arbeit daran geprägt. Es ist ein Teil dieses Prozesses, der nun ausreichende Reife erlangt hat um veröffentlicht zu werden. Viele Personen waren daran beteiligt und haben direkt oder indirekt eine Grundlage für dieses Buch gegeben. Keiner hat mich um die Nennung seines oder ihres Namen gebeten. Somit sei an dieser Stelle einfach allen gemeinsam gedankt.

Vorwort und Einleitung

Die standardisierte Schmerzdokumentation, wie sie sich in den letzten 10 Jahren entwickelt hat, ging seltsamerweise immer davon aus, dass alle Beteiligten in der Anwendung von Schmerzfragebögen kundig seien. Aber die medizinische Ausbildung umfasst bis heute nur oberflächlich den Umgang mit Klassifikationssystemen oder psychometrischen Messinstrumenten.

Dieses Handbuch möchte Hilfestellung geben, Fragen zum Inhalt der verwendeten Instrumente, deren Auswertungsmöglichkeiten und Einbettung in Konstruktvorstellungen, Normwerte und Vergleichspopulationen zu beantworten. Es möchte die Anwender von Schmerzfragebögen qualifizieren, sie nicht nur als gesetzlich vorgeschriebene, notwendige Dokumentation, sondern vielmehr als bereicherndes Diagnostikum zu verwenden.

Es versteht sich nicht als Handbuch für einen speziellen Schmerzfragebogen. Es soll vielmehr für die klinisch tätige Ärztin oder den Arzt die Möglichkeit schaffen, sich leicht und in aller Kürze über Struktur und Gliederung der wichtigsten schmerzrelevanten Klassifikationssysteme zu informieren. Die unterschiedlichen psychometrischen Messinstrumente werden mit klinisch relevanten Details und Hinweisen zur Anwendung vorgestellt. Die bekanntesten EDV-technischen Lösungsmöglichkeiten zur Schmerzdokumentation werden aufgeführt.

Die Gestaltung der Kapitel ist von der klinischen Relevanz der Information und dem Stellenwert der Instrumente in der Schmerzmedizin geleitet. So wird die Internationale Klassifikation der Krankheiten (ICD) mit ihrer speziellen Problematik für die Schmerzmedizin diskutiert. Auf eine detaillierte Erläuterung zu Struktur und Aufbau wird wegen des Umfangs bei gleichzeitig hohem Bekanntheitsgrad verzichtet. Ebenso wird mit dem DSM-IV umgegangen. Übersichtlichere und unbekanntere Klassifikationen (MASK, IAPS, IHS) werden hingegen relativ ausführlich vorgestellt.

Es folgen die derzeit gebräuchlichsten Graduierungen und Stadieneinteilungen aus dem deutschsprachigen Raum. Die Auswahl bezieht sich ausschließlich auf Instrumente, die nicht krankheitsspezifisch, sondern syndromübergreifend von Bedeutung sind. Der »Graded Chronic Pain Status« (GCPS) von v. Korff als ältestes epidemiologisches Instrument wird wegen seiner wissenschaftlichen Relevanz vorgestellt. Für den Kliniker sind die Mainzer Chronifizierungsstadien (MPSS) und das Sommerfelder Befundsystem (SoBs) von Bedeutung. Es musste leider auf einige neuere vielversprechende Vorschläge zur Stadieneinteilung von Chronifizierungsvorgängen verzichtet werden (z. B. Heidelberger Kurzfragebogen Rückenschmerz [HKF-R 10] und der Kieler Schmerzscore), da die Datenlage und/oder die Anwendungshinweise bisher zu spärlich veröffentlicht sind.

Es kann kein Anspruch auf Vollständigkeit in der Auswahl der psychometrischen Messinstrumente erhoben werden. Vielmehr wurde eine Auswahl aus einer großen Anzahl von altbekannten Skalen und einer zunehmenden Menge von Neu- und Weiterentwicklungen getroffen werden. Die Auswahl erfolgte in Anlehnung an die Empfehlungen der großen deutschen Schmerzgesellschaften. Zusätzlich wurden einzelne Instrumente aufgenommen, die in den jüngeren Forschungsarbeiten Erwähnung finden und von klinischer Relevanz erscheinen. Für den Bereich der psychometrischen Instrumente wurde sich ausschließlich auf Selbstbeurteilungsverfahren beschränkt, da Fremdbeurteilungsverfahren sehr spezifische Kenntnisse voraussetzen.

Die größte Gruppe der in alphabetischer Reihenfolge vorgestellten Messinstrumente gehört zu den syndromübergreifenden Verfahren. Davon sind einige Skalen epidemiologische Instrumente zur Erfassung gesundheitsbezogener Aspekte (CES-D, PDI, SF-36), während sich andere Instrumente (Ratingskalen zur Schmerzintensität, Schmerzlokalisation, SES) direkt auf den Schmerz und seine Auswirkungen beziehen, ohne ein spezifisches Krankheitsbild vorzugeben. Aus dem Bereich der syndromspezifischen Verfahren werden die Hannoveraner Funktionsfragebögen (FFbH-R, -P, und -OA) zu schmerzhaften Erkrankungen des Bewegungssystems vorgestellt.

Drei weitere Fragebögen befassen sich mit der Differentialdiagnostik spezifischer Störungen: der eine zur Differenzierung der wichtigsten Kopfschmerzformen, ein anderer differenziert die Symptome der oromandibulären Dysfunktion, der dritte prüft die Diagnosekriterien für somatoforme Schmerzstörungen (SOMS). Hier ließen sich sicherlich noch viele andere geprüfte und ungeprüfte Instrumentarien finden, um weitere differentialdiagnostische Aspekte abzudecken. Diese drei seien hier aufgrund ihrer klinischen schmerztherapeutischen Relevanz beispielhaft genannt.

Ein letzter Abschnitt beschäftigt sich mit der EDV-technischen Umsetzung von Schmerzdokumentation. Es gibt erste Ansätze, nicht nur die Datenauswertung computergestützt durchzuführen (QUAST), sondern auch die Dateneingabe vom Patienten selbst durchführen zu lassen (MedicineMan). Damit zeichnen sich verlockende Arbeitserleichterungen im Umgang mit den etwas schwerfälligeren Skalen epidemiologischer Herkunft ab, die aber im Rahmen des Qualitätsmanagements immer wieder eine hervorgehobene Rolle spielen.

Für alle Bereiche gilt, dass das Buch nur einen Überblick über den Einsatzbereich, den Aufbau, die Auswertung, die Testgüte und klinische Vergleichsdaten geben kann. Für detaillierte Informationen wird auf entsprechende Handbücher, Internetpublikationen oder die Literatur verwiesen. Es sei an dieser Stelle darauf aufmerksam gemacht, dass zu den einzelnen Kapiteln nur eine Auswahl relevanter Literaturhinweise zusammengestellt wurde.

Ebenso bleibt anzumerken, dass dieses Buch eine Momentaufnahme einer unglaublich schnellen Entwicklung in der Schmerzmedizin darstellt. Noch während der Arbeit haben sich so manche Aspekte verändert, sind neue Versionen von Schmerzfragebögen entwickelt und Klassifikationen in neuen Auflagen veröffentlicht worden. Um *Schmerzdokumentation in der Praxis* weiter überarbeiten und aktualisieren zu können, sind wir für jede Zuarbeit, für Hinweise auf gute Instrumente und auch Korrekturen dankbar.

Sommerfeld im Januar 2005   Erdmute Pioch

Geleitwort

»Dokumentation« ist ein ehrfurchtgebietender Begriff. Im allgemeinen Sinne lässt sich Dokumentation als gezielte Sammlung, Erschließung und Speicherung von Daten bezeichnen, die für bestimmte Problemstellungen wieder abgefragt werden sollen. Gerade heute gewinnt dieser Begriff brennende Aktualität durch die Etablierung neuer Abrechnungsmodelle, die den ökonomischen Ertrag in entscheidender Weise von der Dokumentation der erbrachten Leistungen abhängig macht. Die Hauptregel dieser Dokumentation lautet: Wenn es nicht dokumentiert ist, existiert es nicht. Dieser Satz ist unter der Maßgabe der dokumentierten Leistung als Voraussetzung für die Abrechnung derselben relativ leicht nachvollziehbar.

Gleichwohl umfasst Dokumentation mehr als den Beleg über erbrachte Leistungsziffern. Dokumentation ist der eindeutige Beleg dafür, dass sich ein Fachgebiet über nachvollziehbare Regeln und eindeutige Systematiken definiert. Die Verfügbarkeit und gewissenhafte Anwendung einer möglichst standardisierte Dokumentation dienen damit gewissermaßen dem Nachweis der Wissenschaftlichkeit. Diese Herausforderung stellt die Schmerztherapie (u.a. wg. Beteiligung verschiedener Fachdisziplinen, heterogenem Patientengut mit unterschiedlichen Chronifizierungsstadien) vor besondere Schwierigkeiten. Das Erleben vom Schmerz ist bekanntermaßen ein Phänomen, in das sowohl somatische als auch psychologische und soziale Faktoren Einfluß nehmen. Aufgrund der Fülle der beitragenden Faktoren ist die Diagnostik, die Klassifikation und letztlich auch die Dokumentation in der Schmerzbehandlung besonders facettenreich bzw. unübersichtlich. Der Nachweis gesicherter Qualität wird zukünftig auch Grundlage der Beurteilung der Wirtschaftlichkeit sein. Letztlich kann dieser Nachweis nur gelingen über die standardisierte Vorgehensweise und die Dokumentation von beschreibenden Patientencharakteristika, von diagnostischen Maßnahmen, darauf bezogenen therapeutischen Strategien und der differentiellen Beurteilung der Behandlungseffektivität.

Gleichwohl hat der Begriff »Dokumentation« bei vielen Menschen – und bei Schmerztherapeuten ist es nicht anders - nicht nur einen positiven Klang. Als Misstöne schwingen oftmals lähmende Dateneingabe, unproduktive Schreibtischarbeit oder überflüssiger Zeitverlust mit. Dokumentation setzt die Aufstellung von Regeln, von Klassifizierungen und von Zusammenfassungen von Charakteristika voraus. Klassifikationen, Graduierungen und andere Systematiken sind jedoch eher unbeliebt. Häufig erscheinen sie zu kompliziert, zu groß und schwerfällig und es wird heimlich nach dem »Wofür« gefragt. Klassifikationen und Graduierungen haben aber nicht nur der epidemiologischen und klinischen Forschung den Weg geebnet, sie haben ganz wesentlich die medizinische Kommunikation geordnet und letztlich auch erleichtert.

Eine ähnliche Reibungsfläche bieten Skalen und psychometrische Messverfahren, die nicht zu den klassischen Instrumenten der klinischorientierten Medizin gehören. Sie erscheinen uns manchmal zu einfach, um sie als gewichtiges Diagnostikum heranzuziehen. Es ist doch nur ein Fragebogen. Aber - haben denn das Routine-EKG oder die Cholesterinwerte mehr Aussagekraft? Sind nicht Angaben zur Stimmungslage, zur Schmerzintensität oder zur Lebensqualität genauso wichtige Parameter in der therapeutischen Arbeit und der ärztlichen Führung? Die in der Schmerzmedizin verwandten psychometrischen Skalen sind überwiegend komplizierte Konstrukte, die mit sehr hohem Aufwand entwickelt worden sind. Sie ersetzen nicht die ausführliche Anamnese und die klinische Erfahrung - aber sie geben Hinweise auf psychosoziale Einflussfaktoren der Schmerzgenese, so wie der Cholesterinwert auch nur Hinweise auf ein Arteriosklerose-Risiko gibt, aber den Herzinfarkt nicht vorhersagt.

Wer trotzdem in die Dokumentation einsteigen will, findet kaum zusammenfassende Literatur. Auch für die »standardisierten Schmerzfragebögen« wurden bisher keine zufriedenstellenden Handanweisungen herausgegeben. Es ist daher eine ausgesprochene verdienstvolle Tatsache, dass sich die Herausgeberin dieses Werkes die Mühe gemacht hat, ein derart umfassendes Werk über die Dokumentation des Schmerzes herauszugeben und die Fülle der vorhandenen diagnostischen und klassifikatorischen Vorschläge übersichtlich und verständlich zu ordnen und nach praktischen Kriterien zu bewerten. Ein derartiges Werk ist einmalig. Es wäre zu wünschen bzw. es ist absehbar, dass mit diesem Handbuch mehr Verständnis, mehr Aufgeschlossenheit, mehr Ernsthaftigkeit und nicht zuletzt mehr Leichtigkeit im Umgang mit Klassifikationen, Skalen und psychometrischen Messinstrumenten möglich wird. Es ist dabei weder für die Behandlung des Einzelfalls noch für die Verwendung im wissenschafltichen Bereich falsch, die Dokumentation des Schmerzes unter dem Leitsatz zu sehen: Wenn es nicht dokumentiert ist, existiert es nicht.

Göttingen im Oktober 2004   PD Dipl.-psych. Dr. Michael Pfingsten

Inhaltsverzeichnis

1 Schmerzdokumentation und Lizenzrechte

Entwicklung der Schmerzfragebögen

Zur selben Zeit, als die Gesundheitsforschung einen Wandel zu einer patientenbezogenen Sichtweise vollzogen hat, weg von der reinen Orientierung an Laborparametern, hat sich die Schmerzmedizin als relativ junges, interdisziplinäres Forum einer Patientengruppe angenommen, deren therapeutische Erwartung sich nicht an den klassischen medizinischen Zielparametern wie reduzierte Symptomatik und verlängerte Lebenszeit messen ließ. Die neuen Ziele wie Lebensqualität, Stimmungslage und Patientenzufriedenheit bedurften neuer Instrumente, um diese zu untersuchen.

Ein ganzer Forschungszweig zur gesundheitsbezogenen Lebensqualität ist entstanden, mit vielen Bemühungen, gesundheitsrelevante und patientennahe Instrumente zu schaffen. Eine Vielzahl unterschiedlicher Verfahren wurde entwickelt, die zum Teil gut validiert sind und andere, die sich an der klinischen Praxis orientieren, ohne methodisch überprüft worden zu sein. Skalen, vor allem aus dem anglo-amerikanischen Sprachraum, wurden übersetzt oder nachgebildet. Manche wurden aufwändigen psychometrischen Tests unterzogen, mit anderen wiederum nur weniger aufwändige klinische Untersuchungen durchgeführt.

Die heutigen »standardisierten Schmerzfragebögen« gehen ganz wesentlich auf die Vorarbeiten des Arbeitskreises der DGSS (Deutschen Gesellschaft zum Studiumdes Schmerzes) zur »Qualitätssicherung in der Therapie chronischer Schmerzen« zurück. Dieser Arbeitskreis hat seit Mitte der 1980er Jahre an der Sichtung, Auswertung und Empfehlung von Klassifikationen und multidimensionalen psychologischen Testverfahren gearbeitet. Eine ausführliche elfteilige Veröffentlichung in der Zeitschrift »Der Schmerz« (1995) konnte Licht in das Wirrwarr der bekannten und weniger bekannten Testverfahren bringen. Schon damals beklagten die Autoren den eingeschränkten Zugang zu diesen Instrumentarien durch verstreute oder fehlende Veröffentlichungen, beschränkten sich aber selbst ebenfalls auf die rein theoretische Beschreibung dieses Problems.

Aus diesen Empfehlungen ist im Laufe der 90er Jahre der erste »standardisierte Schmerzfragebogen« der DGSS entstanden. (1993 1. Auflage; 1994–1996 empirische Überprüfung; ab 1996 2. überarbeitete Auflage und erneute Überprüfung 1997; seit 2000 PC-gestützte Version über das QUAST-Programm vorhanden; 2003 wurden die ersten Vorschläge zu einer 3. Überarbeitung vorgestellt.) Andere Verbände zogen nach und gaben eigene Empfehlungen heraus (StK 1998; IABS 1996). Am 6.10.2004 konnte eine erste gemeinsame Version eines Schmerzfragebogens der DGS (ehemals StK) und der DGSS vorgestellt werden. Damit scheinen die Wege zur Vereinheitlichungder Empfehlungen geebnet zu sein. (Diese Version steht bei Druckgang leider noch nicht zur Verfügung).

Der Deutsche Ärztetag 1996 legte die Pflicht zur standardisierten Schmerzanamnese und standardisierten Schmerzdokumentation des schmerztherapeutischen Behandlungsverlaufs fest. Dieses wurde entsprechend in die Schmerzvereinbarung des Arzt/Ersatzkassenvertrags (1997) übernommen und damit für den ambulanten Sektor abrechnungsrelevant. Was eine »standardisierte Schmerzanamnese und standardisierte Schmerzdokumentation« aber beinhaltet, wurde in diesem Zusammenhang nicht weiter festgelegt.

Einsatz von Schmerzfragebögen

Im Allgemeinen wird unter Schmerzdokumentation der routinemäßige Einsatz von Schmerzfragebögen verstanden. Die sog. »standardisierten Schmerzfragebögen« sind in diesem Zusammenhang bis auf weiteres nur als Empfehlungen der großen Schmerzgesellschaften zu verstehen. Für jede Einrichtung besteht grundsätzlich die Möglichkeit, die Schmerzdokumentation frei zu gestalten.

Schmerzfragebögen haben genau genommen nichts mit Dokumentation im engeren Sinne zu tun. Vielmehr handelt es sich bei Schmerzfragebögen um eine spezielle Zusammenstellung von Instrumenten der psychometrischen Diagnostik, gepaart mit ausgewählten epidemiologischen Daten. Sie erfüllen mehrere Funktionen. Einerseits erleichtern sie die Dokumentation. Sie dienen als Screeninginstrument für bestimmte Aspekte (meist psychosozialen Ursprungs) der Schmerzgeschichte. Und sie werden zur internen und externen Qualitätssicherung herangezogen. Sie ersetzen weder das ärztliche Gespräch noch dessen Dokumentation.

Durch die Schmerzfragebögen kann ein relativ hoher diagnostischer Erkenntnisgewinn erzielt werden, dieser ist aber abhängig vom Zuschnitt der Fragebögen auf die jeweilige Patientenpopulation und auf die Güte der Auswertungsroutine. Fragen nach Symptomen einer somatoformen Schmerzstörung mögen in einer onkologisch orientierten Praxis ebenso überflüssig erscheinen, wie der routinemäßige Einsatz des Kopfschmerzfragebogens in einer überwiegend invasiv-anästhesistisch arbeitenden Einrichtung. Ebenso sollte aus den Hinweisen auf z. B. eine somatoforme Schmerzstörung auch eine entsprechende Konsequenz gezogen werden können, wie die Möglichkeit einer psychotherapeutischen Mitbehandlung.

Die Auswertungsroutine kann ganz verschieden aussehen und führt zu entsprechend unterschiedlichen Ergebnissen. Wird ein Fragebogen, in dem der SF-36 enthalten ist, manuell ausgewertet, so geht der größte Teil der Information über acht Subskalen der Lebensqualität verloren, denn dieser Fragebogen ist nur EDV-technisch in vollem Umfang zu erfassen (▶ Kap. 4). Ein CES-D-Wert ohne Kenntnis der Grenzwerte hat keine Aussage (▶ Kap. 4). Selbst die Mainzer Chronifizierungsstadien (▶ Kap. 3) sind für verschiedene Patientengruppen unterschiedlich zu bewerten. Die Qualität der speziellen

Schmerzdiagnostik mittels Schmerzfragebogen ist abhängig von der Kenntnis über die Normwerte und die Testgütekriterien der einzelnen Messinstrumente.

Natürlich ist eine gemeinsame, also *standardisierte* Diagnostik und Dokumentation innerhalb der Schmerzmedizin anzustreben. Anders ist externe Qualitätssicherung und Versorgungsforschung nicht durchzuführen. Und doch ergibt sich gelegentlich die Notwendigkeit, für die eine oder andere Einrichtung eigene Schmerzdokumentationssysteme zusammenzustellen oder auch nur zwischen den verschiedenen vorgegebenen Fragebögen auszuwählen. In solchen Fällen sollten gewisse Kriterien eingehalten werden, die hier ohne Anspruch auf Vollständigkeit zusammengetragen wurden:

Kriterien für die Zusammenstellung einer Schmerzdokumentation

Zusammenstellung der Messinstrumente
- Die Zielparameter der Skalen sollten aus allen Bereichen des bio-psycho-sozialen Schmerzmodells stammen, um ein möglichst vielgestaltiges Bild der Schmerzerkrankung zu erhalten. Bekannten, gut validierten Instrumenten sollte der Vorzug gegeben werden. Hilfreich sind dabei die Empfehlungen der DGSS.

Güte der ausgewählten Messinstrumente
- Ausreichende Validierung
- Diskriminationsfähigkeit im jeweiligen Patientenkollektiv
- Norm- und/oder Vergleichspopulationen sollten bekannt sein.
- Grad der Verlaufssensitivität sollte bekannt sein.
- Der Auswertungsmodus sollte im klinischen Alltag zu bewältigen sein.

Anwenderfreundlichkeit
- Länge des Fragebogens
- Keine Redundanzen
- Gute Lesbarkeit, kurze Texte

Praxistauglichkeit
- Die wichtigsten Krankheitsgruppen der jeweiligen Patientenpopulation sollte in ihren besonderen Eigenheiten berücksichtigt werden.
- Der Schmerzfragebogen sollte aktiv in den Praxisablauf integriert werden, d.h. es muss geklärt sein, wer den Bogen ausgibt, wer für Fragen zur Verfügung steht, wer ihn wieder einsammelt und wer ihn auswertet.
- Ist eine EDV-Version für das Klientel geeignet?
Die Auswertung des Fragebogens sollte zu einer praktischen Konsequenz führen können.

Ein weiterer wichtiger Aspekt der Schmerzdokumentation sind die Klassifikation und die Schweregradeinteilungen der Schmerzerkrankung. Diese Aspekte sind üblicherweise nicht Teil des Schmerzfragebogens. Sie sollten aber als Resultat von Anamnese, Diagnostik und Verlaufsdiagnostik bzw. Therapieerprobung dokumentiert werden. Die neueren computergestützten Schmerzfragebogenprogramme integrieren zumeist diese drei Teile (Klassifikation, Schweregradeinteilung und Auswertung der psychometrischen Diagnostika) in ihren Modulen.

Welche Klassifikationen genutzt werden, hängt von der Patientenpopulation, der jeweiligen Spezialisierung und ggf. auch vom Softwareprogramm der Institution ab. Die Universitätskliniken haben hier sicherlich die besseren Ausgangsbedingungen als ein niedergelassener Schmerztherapeut. Verpflichtend ist bisher nur die Verschlüsselung nach ICD. Die Dokumentation des Chronifizierungsgrads, im Sinne der Erfassung der Schmerzerkrankung als eine eigene Entität, sollte hingegen zunehmend zum Standard werden. Welche Form dabei gewählt wird, ist sicherlich zu diskutieren.

Lizenzrecht

An dieser Stelle soll noch einmal darauf hingewiesen werden, dass ein großer Teil der hier vorgestellten Skalen dem Lizenzrecht unterliegen. Der Hogrefe-Verlag Göttingen gibt Wissenschaftlern die Möglichkeit, die Entwicklungen von Messinstrumenten als Handbücher zu veröffentlichen. Dahinter steht ein relativ hoher Aufwand von Wissenschaft und Verlag. Damit weiterhin diese wichtige Arbeit getan werden kann, erhebt der Verlag Lizenzgebühren für jede einzelne Nutzung der entsprechenden Skalen. D. h. die Skalen dürfen weder kopiert, gedruckt noch EDV-technisch eingebunden werden. Es besteht die Möglichkeit, Einzelexemplare zu kaufen. Für einen großen Teil der Skalen stehen heute EDV-Versionen zur Verfügung, die als begrenzte Anwendersoftware angeboten werden. Der Verlag bietet auch den Erwerb von Abdruckgenehmigungen an.

> **Dieses Kapitel entspricht keiner Rechtsauskunft. Alle Angaben bezüglich der Lizenzansprüche wurden nach bestem Wissen und Gewissen gemacht. Es können keine Haftungsansprüche geltend gemacht werden. Die entsprechenden Auskünfte bzgl. der Lizenzansprüche wurden überwiegend über die genannten Kontaktadressen eingeholt.**

2 Klassifikationen

Medizinische Klassifikationen, Stadieneinteilungen und Graduierungen sind methodisch verwandte, nach ihren Zielen und Kriterien der Systematisierung unterschiedliche Werkzeuge zur Einteilung von Gesundheitsstörungen:

Klassifikationen dienen einer »systematischen Einteilung von Begriffen, die durch gemeinsame Merkmale miteinander verbunden sind« (dtv-Brockhaus, 2000). In der Beschreibung von Gesundheitsstörungen stehen dabei ätiologische Kriterien bzw. Diagnosen im Vordergrund.

Stadien gehen von einer zugrunde liegenden Gesundheitsstörung aus. Sie beschreiben Abschnitte bzw. den Verlauf einer Krankheitsentwicklung. Ein lineares zeitliches Kontinuum wird vorausgesetzt.

Graduierungen hingegen beschreiben eine Abstufung gemäß dem Schweregrad einer Störung. Diese misst sich anhand von objektiven Kriterien (z. B. Klinik, Labor) oder auch subjektiver Kriterien (z. B. Lebensqualität, Beeinträchtigungsempfinden). Dabei ist eine zeitliche Linearität nicht implizit.

Hinter jeder Klassifikation, Stadieneinteilung oder Graduierung verbergen sich spezifische Vorstellungen über Gesundheit und Krankheit, Vorstellungen über die Ätiologie und Pathogenese der zu beschreibenden Störung und auch therapeutische Implikationen. Sie werden durch die jeweils gültigen Gesundheits- und Krankheitsmodelle ganz wesentlich beeinflusst. Somit werden sie auch unbrauchbar, sobald sich das zugrunde liegende Krankheitskonzept verändert hat, neue Faktoren hinzutreten oder andere sich als obsolet erweisen. In der heutigen schnelllebigen Medizin bedarf es deswegen immer wieder neuer Überarbeitungen der Kataloge von Klassifikationen, Stadien und Graduierungen.

Eine wichtige Aufgabe dieser Systematiken ist es, die Sprache und Betrachtungsweisen zu ordnen und zu systematisieren. Viele unterschiedliche Forschungsansätze, therapeutische Herangehensweisen und fachliche Spezialisierungen bilden eigene sprachliche Blüten aus, die über Klassifikationen eine gemeinsame (wenn auch manchmal umstrittene) Basis finden. In der Schmerzmedizin, als interdisziplinäre Disziplin, ist die sprachliche und inhaltliche Systematisierung daher umso wichtiger.

Mit dem Buch *Schmerzdokumentation in der Praxis* wird eine Auswahl von Klassifikationen, Stadien und Graduierungen vorgestellt, entsprechend der heutigen klinischen Relevanz für Tätige im Bereich der Schmerzmedizin. Der ICD, als allgemein bekannte Klassifikation, wird *nicht* detailliert beschrieben. Stattdessen wird seine Problematik im Zusammenhang mit der Schmerzmedizin diskutiert. Ebenso kann die DSM-IV aufgrund der Länge nur überblicksmäßig betrachtet werden.

Die derzeit wichtigste Klassifikation im deutschen Sprachraum, die Multiaxiale Schmerzklassifikation – MASK – wird entsprechend ihrer Bedeutung ausführlich dargestellt. Es handelt sich bei ihr um die bedeutendste deutschsprachige Schmerzklassifikation. Sie wurde von Arbeitsgruppen der DGSS entwickelt. Dennoch findet sie nur langsam Eingang in die tägliche klinische Praxis. Als Vorläuferversion der MASK kann die Klassifikation der Internationalen Association of the Study of Pain (IASP) betrachtet werden. Sie ist wohl der älteste Versuch, Schmerzerkrankungen zu systematisieren.

Als Stadieneinteilung zur Schmerzchronifizierung wird das MPSS (Mainzer Pain Stage System) nach Gerbershagen et al. vorgestellt. Diese Einteilung nach Chronifizierungsstadien erfreut sich einer großen klinischen Aufmerksamkeit, da sie einfach zu handhaben, übersichtlich und im Vergleich zu ihrer einfachen Konstruktion erstaunlich aussagekräftig ist.

Der Vollständigkeit halber sollen die Schmerzgraduierungen nach von Korff et al. vorgestellt werden. Dieses relativ wichtige epidemiologische Instrument kommt aus dem anglo-amerikanischen Sprachraum und wird dort häufig eingesetzt. Für den klinischen Alltag erscheint das Instrument ein wenig zu oberflächlich, für große Studien aber aussagekräftig und einfach in der Anwendung.

Mit dem Sommerfelder Befundsystem (SoBs) wird ein weiterer Baustein zur differenzierten interdisziplinären Schweregradeinschätzung vorgestellt. Hierbei handelt es sich um eine sehr junge, etwas unbekanntere Systematik, die erst in den letzten Jahren (ca. 2000) entwickelt wurde. Sie bezieht sich auf ein interessantes Konstrukt eines bio-psycho-sozialen Krankheitsmodells mit Schwerpunkt in der Betrachtung funktioneller Störungen. Diese Schweregradeinteilung für Schmerzerkrankungen des Bewegungssystems kann als ein multiaxiales System einer interdisziplinären Diagnostik verstanden werden.

Schmerzdokumentation in der Praxis kann die jeweiligen Handbücher der aufgeführten Skalen und/oder Klassifikationen nicht ersetzen. Dies ist nicht ihre Aufgabe. Vielmehr soll ein komprimierter Überblick gegeben werden, der die Struktur und die Anwendungsmodi darstellt. Dies wird eingebettet in kurze Erläuterungen zur Intention und dem Entwicklungshintergrund der jeweiligen Skala und, wo möglich und sinnvoll, mit empirischen Daten zu Vergleichsstichproben erweitert.

Recherche

Literatur

Egle UT, Hoffmann SO (1993) Der Schmerzkranke. Schattauer, Stuttgart

Klinger R, Denecke H, Glier B (1997) Qualitätssicherung in der Therapie chronischen Schmerzes. XI. Diagnostik und multiaxiale Schmerzklassifikation. Der Schmerz 11: 378–385

Kohlmann Th, Raspe H (1998) Zur Messung patientennaher Erfolgskriterien in der medizinischen Rehabilitation: Wie gut stimmen »indirekte« und »direkte« Methoden der Veränderungsmessung überein? Rehabilitation 37 Supl. 1: 30–37

Maier C, Hildebrandt J (1990) Schmerzklassifikation und Diagnosenschlüssel. Z Rheuma-
tologie (Suppl)49: 69

Scholz OB, Gerber WD (1996) Klassifikation chronischer Schmerzen In: Basler HD, Franz C,
Kröner-Herwig B et al. (Hrsg.) Psychologische Schmerztherapie

Internet-Links

Zenz M. Klassifikation von Rückenschmerzen - ungelöste Probleme in der Diagnosestellung In: http://www.anaesthesia.de/pdf/klassifi.pdf (geprüft: 04.05.2004)

International Classification of Diseases (ICD)

ICD-Hauptgruppen

ICD-Hauptgruppen	
A00–B99	Infektiöse und parasitäre Erkrankungen
C00–D48	Neubildungen
D50–D89	Erkrankungen des Blutes, der blutbildenden Organe und des Immunsystem
E00–E90	Endokrine, alimentäre und metabolische Erkrankungen
F00–F99	Psychische und Verhaltensstörungen
G00–G99	Krankheiten des Nervensystems
H00–H59	Krankheiten des Auges und der Augenanhangsgebilde
H60–H95	Krankheiten des Ohrs und des Warzenfortsatzes
I00–I99	Krankheiten des Kreislaufsystems
J00–J99	Krankheiten des Atmungssystems
K00–K93	Krankheiten des Verdauungssystems
L00–L99	Krankheiten der Haut und der Unterhaut
M00–M99	Krankheiten des Muskel-Skelett-Systems und des Bindegewebes
N00–N99	Krankheiten des Urogenitalsystems
O00–O99	Schwangerschaft, Geburt und Wochenbett
P00–P96	Zustände, die ihren Ursprung in der Perinatalperiode haben
Q00–Q99	Angeborene Fehlbildungen, Deformitäten und Chromosomen-anomalien
R00–R99	Symptome und abnorme klinische und Laborbefunde
S00–T98	Verletzungen, Vergiftungen und andere Folgen äußerer Ursache
V01–Y98	Äußere Ursachen von Morbidität und Mortalität
Z00–Z99	Faktoren, die den Gesundheitszustand beeinflussen und zur Inanspruchnahme des Gesundheitswesens führen

Der ICD ist die offizielle Diagnosenklassifikation der WHO, die sowohl für den wissenschaftlichen als auch für den klinischen Bereich von allen Fachgebieten zur Systematisierung von Diagnosen verwendet wird. In seiner Struktur und seinen Anwendungsvorschriften ist er dem ärztlichen und psychologischen Kollegium aufgrund der Codierpflicht hinlänglich bekannt, so dass hier eine detaillierte Darstellung überflüssig ist. Im Kontext einer Zusammenstellung der wichtigsten schmerzmedizinisch relevanten

Klassifikationssysteme kann der ICD aber nicht ausgelassen werden. Der ICD ist im internationalen Wissenschaftsforum die wichtigste Systematisierung von Diagnosen. Der größte Teil der nationalen Gesundheitsstatistiken, ein großer Teil der medizinischen Forschung, Sterberegister, Gesundheitsplanung, selbst die kommende Kostenabrechnung der Krankenhäuser, die DRGs hängen vom ICD ab.

Der ICD 10 umfasst heute 21 Hauptkapitel mit über 250 Krankheitsbzw. Verschlüsselungsgruppen. Das Ordnungssystem des ICD baut auf unterschiedliche Bezugssysteme auf (auslösende Ursache, Lokalisation, Pathomorphologie, Symptome, Einflussfaktoren...). Sie orientiert sich in ihren Hauptkapiteln an den großen Fachgebieten bzw. Körpersystemen.

Die Problematik des ICD in der Schmerzmedizin

Für die Schmerztherapie als interdisziplinäre Disziplin ergibt sich das Problem, dass die verschiedenen Schmerzdiagnosen über sämtliche Kapitel verstreut sind. Spannungskopfschmerzen werden z. B. unter dem Hauptkapitel VI (ICD G) »Erkrankungen des Nervensystems« subsumiert, während Rückenschmerzen unter Kapitel XIII (M54.x) »Erkrankungen des Muskel-Skelett-Systems und des Bindegewebes« zu codieren sind. Schmerztherapeutisch zusammengehörende Krankheitsbilder werden z. T. je nach Krankheitsmodell unterschiedlichen Überschriften zugeordnet: z. B. wird der medikamenteninduzierte Kopfschmerz unter G44.4 im Kapitel »G0-99 Krankheiten des Nervensystems« aufgeführt, während der Missbrauch von Analgetika unter Ziffer F55.2 im psychiatrischen Kapitel F5 »Verhaltensauffälligkeiten mit körperlichen Störungen und Faktoren« beschrieben ist. Dieses Klassifikationssystem ist für Schmerztherapeuten mehr als unübersichtlich. Nur mit einer ausführlichen Kenntnis aller Kapitel ist eine richtige Klassifizierung überhaupt möglich.

Eine direkte Einschränkung der Aussagekraft des ICD für die Schmerzmedizin ergibt sich aus der fehlenden Möglichkeit Chronifizierungsprozesse abzubilden. Weder eine zeitliche Entwicklung noch chronifizierende Faktoren lassen sich adäquat erfassen. Der dichotome Ansatz der ICD von psychischen und somatischen Diagnosen lässt kaum eine integrative Diagnose aus beiden Anteilen zu. Nur die Vergabe der F54 »Psychologische Faktoren oder Verhaltensfaktoren bei andernorts klassifizierten Erkrankungen« beschreibt das wechselseitige Problem von psychischen und somatischen Anteilen des Schmerzes. Die genaue Spezifizierung diese Interaktion ist nicht möglich.

Der Versuch einer differenzierten Codierung, durch gleichzeitige Verschlüsselung einer somatischen Diagnose und zusätzlich einer Diagnose aus dem psychiatrischen Teil, führt nur bedingt zum Ziel. Mit der Zweitdiagnose werden dem Patienten Merkmale zugeordnet, deren Krankheitswert und Bezug zueinander häufig vom Patienten selbst, aber auch von mitbehandelnden Ärzten unterschiedlich eingeschätzt werden (z. B. fehlende Differenzierung von endogener und reaktiver Depression). Es bleibt die Möglichkeit, sich für die Z-Codierungen der ICD-10 (z. B. Z63.0 Probleme in der Beziehung zum Ehepartner oder Partner; Z73.0 Ausgebrannt sein; Z73.2 Mangel an Entspannung oder Freizeit) zu entscheiden. Diese stellen aber keine Krankheiten als solche dar, sondern sind psychosoziale Zustände und fallen damit nicht unter den Katalog *behandlungsbedürftiger* Diagnosen.

Eine Codierung im ICD bleibt damit oft unbefriedigend und bildet den Sachverhalt nur unzureichend ab.

Fazit

Man kann sicherlich lange und heftig über die Einflussfaktoren der Schmerzerkrankung, über Chronifizierungsprozesse und Schmerzwahrnehmung, über psychosoziale Begleitfaktoren etc. streiten. Über das bio-psycho-soziale Grundmodell besteht Einigkeit. Hier ist die Schmerzmedizin anderen medizinischen Fachrichtungen weit voraus. Das heute übliche Ordnungssystem, die ICD, ist aber noch der alten, überwiegend monokausalen pathogenetischen Vorstellung verhaftet.

Es bedarf eines eigenen standardisierten Ordnungssystems für Schmerzen, welches sich an einem modernen multikausalen patho- *und* salutogenetischen Erklärungsmodell orientiert. Der ICD wird sicherlich weiterhin seinen ganz wichtigen internationalen Stellenwert behalten. Daher werden parallel geführte schmerztherapeutisch orientierte Klassifikationen für die weitere Forschungslandschaft in Zukunft unumgänglich sein.

In diesem Zusammenhang muss auf die MASK als einzige umfassende deutschsprachige Klassifikation verwiesen werden. Mit dem MASK-S und MASK-P wird versucht, den gesamten Bereich schmerztherapeutisch relevanter Diagnosen zu überblicken, integrative Diagnosen zu erfassen und Chronifizierungsfaktoren zu benennen.

Recherche

Literatur

Egle UT, Hoffmann SO (1993) Das bio-psycho-soziale Krankheitsmodell. In: Egle UT, Hoffmann SO (Hrsg.) Der Schmerzkranke: 1–17. Schattauer, Stuttgart

Egle UT, Hoffmann SO (1993) Der Schmerzkranke. Schattauer, Stuttgart

Hoffmann SO (1993) Diagnostische Klassifikationen bei Schmerz. In: Egle UT, Hoffmann SO (Hrsg.) Der Schmerzkranke. Schattauer, Stuttgart: S 173–181

ICD-10-SGBV, Internationale statistische Klassifikation der Krankheiten und verwandter Gesundheitsprobleme. 10. Revision, Hrsg. vom Deutschen Institut für Medizinische Dokumentation und Information (DIMDI) im Auftrage des Bundesministeriums für Gesundheit, Version 2.0, Stand: November 2000. Deutscher Ärzte-Verlag, Köln

Scholz OB, Gerber WD (1996) Klassifikation chronischer Schmerzen In: Basler HD, Franz C, Kröner-Herwig B et al. (Hrsg.) Psychologische Schmerztherapie

Zenz M, Jurna I (2001) Lehrbuch der Schmerztherapie. 2. Auflage, Wissenschaftliche Verlagsgesellschaft mbH, Stuttgart

Internet-Links

Deutsches Institut für medizinische Dokumentation und Information DIMD, ICD-10 Online-Version http://www.dimdi.de/de/klassi/diagnosen/icd10/ls-icdhtml.htm (geprüft: 05.05.2004)

Diagnostisches und statistisches Manual psychischer Störungen (DSM)

DSM-Klasfikation

Achse I	Klinische Störungen und andere klinisch relevante Probleme

- Störungen, die gewöhnlich zuerst im Kleinkindalter, in der Kindheit oder Adoleszenz diagnostiziert werden (außer geistige Behinderung, die auf Achse II codiert wird)
- Psychische Störungen aufgrund eines medizinischen Krankheitsfaktors
- Störungen im Zusammenhang mit psychotropen Substanzen
- Schizophrenie und andere psychotische Störungen
- Affektive Störungen
- Angststörungen
- Somatoforme Störungen
- Vorgetäuschte Störungen
- Dissoziative Störungen
- Sexuelle und Geschlechtsidentitätsstörungen
- Essstörungen
- Schlafstörungen
- Störungen der Impulskontrolle, nicht andernorts klassifiziert
- Anpassungsstörungen
- Andere klinisch relevante Probleme

Achse II	Persönlichkeitsstörungen und geistige Behinderung

- Paranoide Persönlichkeitsstörung
- Schizoide Persönlichkeitsstörung
- Schizotypische Persönlichkeitsstörung
- Antisoziale Persönlichkeitsstörung
- Borderline Persönlichkeitsstörung
- Histrionische Persönlichkeitsstörung
- Narzisstische Persönlichkeitsstörung
- Vermeidend-Selbstunsichere Persönlichkeitsstörung
- Dependente Persönlichkeitsstörung
- Zwanghafte Persönlichkeitsstörung
- Nicht näher bezeichnete Persönlichkeitsstörung
- Geistige Behinderung

Achse III	Medizinische Krankheitsfaktoren

- Infektiöse und parasitäre Erkrankungen
- Neoplasmen
- Endokrine, alimentäre, metabolische Erkrankungen und Immunstörungen
- Erkrankungen des Blutes und der blutbildenden Organe
- Erkrankungen des Nervensystems und der Sinnesorgane
- Erkrankungen des Kreislaufssystems
- Atemwegserkrankungen
- Erkrankungen des Verdauungstraktes
- Urogenitale Erkrankungen
- Komplikationen in der Schwangerschaft, bei der Geburt und im Wochenbett
- Erkrankungen der Haut und des Subkutangewebes
- Erkrankungen des Bewegungsapparates und Bindegewebes

- Angeborene Störungen
- Bestimmte Zustände, die in der perinatalen Phase ihren Ursprung haben
- Symptome, Zeichen und unklare definierte Zustände
- Verletzungen und Vergiftungen

Achse IV   Psychosoziale und umgebungsbedingte Probleme

- Probleme mit der Hauptbezugsgruppe
- Probleme im sozialen Umfeld
- Ausbildungsprobleme
- Berufliche Probleme
- Wohnungsprobleme
- Wirtschaftliche Probleme
- Probleme beim Zugang zu Einrichtungen der Krankenversorgung
- Probleme beim Umgang mit dem Rechtssystem/Delinquenz
- Andere psychosoziale und umgebungsbedingte Probleme

Achse V   Globale Erfassung des Funktionsniveaus

- Global Assessment of Functioning-Scale (GAF)

Bei dem DSM-IV handelt es sich um ein Werk von rund 1000 Seiten. Interessierte Leser und Leserinnen werden sich also ein eigenes Bild über diese Klassifikation verschaffen müssen. An dieser Stelle können nur grob der Aufbau, die Struktur und die Anwendungsmöglichkeiten des DSM soweit vorgestellt werden, wie es für die Diskussion um Schmerzdiagnostik und -dokumentation notwendig erscheint.

Einsatzbereich

Der Wert des DSM liegt in seinem detaillierten Diagnosekatalog mit einer genauen Beschreibung aller diagnostischen Kategorien psychischer Störungen im Sinne einer operationalen Diagnostik. Damit liegt für den Bereich psychischer Störungen eine überaus detaillierte Beschreibung und Definition klinischer Störungen und Persönlichkeitsstörungen vor. Eine entsprechende Übereinkunft von Diagnosekriterien konnte in dieser Breite für die somatisch orientierte Medizin bisher nicht gefunden werden. Als differenziertester Diagnosethesaurus für den Bereich psychischer Störungen genießt die DSM definitorisches Vorrecht für alle wissenschaftlichen wie klinischen Belange, in denen klare Absprachen über Nomenklatur und Definitionen von psychischen Störungen vonnöten sind. Die Funktion des DSM wächst damit über die einer klassischen Klassifikation hinaus, es wird zum Lehrstück und Nachschlagewerk der psychologischen und psychiatrischen Diagnostik. Obwohl (oder weil) es sich um ein rein US-amerikanisches Werk handelt, hat es internationalen Rang erzielt.

Aufbau

Das DSM zeigt einen multiaxialen Aufbau, wovon die zwei ersten Achsen die Hauptebene des Diagnosenkataloges bilden (◨ Abb. 2.1). Eine weitere Differenzierung erfolgt über drei zusätzliche Achsen:

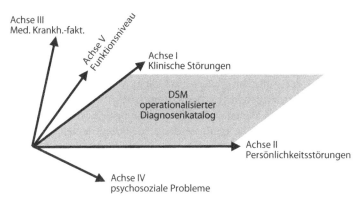

◻ Abb. 2.1. Multidimensionale Codiermöglichkeit des DSM

- Achse I und II bilden den Katalog operationalisierter Diagnosen und beziehen sich auf klinische Störungen und Persönlichkeitsstörungen (► s. oben).
- Achse III bezieht sich in seiner Struktur und Codierung auf den ICD als Hinweis auf begleitende medizinische Krankheitsfaktoren der jeweils gültigen Version (für Deutschland ICD-10, für USA ICD-9-CM).
- Achse IV mit der Möglichkeit, psychosoziale und umgebungsbedingte Faktoren in die Diagnose aufzunehmen, ist als eine relativ frei zu gestaltende Volltextangabe konzipiert.
- Achse V sieht eine Skala zur globalen Erfassung des Funktionsniveaus (GAF) vor, für die aber keine einheitliche deutsche Fassung vorliegt.

Der ausführliche Diagnosenkatalog mit seinen zwei großen Achsen ist systematisch durchdefiniert. Jede im DSM-IV vermerkte Störung wird nach folgender Gliederung beschrieben:

- Diagnostische Merkmale
- Subtypen und/oder Zusatzcodierungen
- Besondere kulturelle, Alters- und Geschlechtsmerkmale
- Prävalenz
- Verlauf
- Familiäres Verteilungsmuster
- Differentialdiagnosen

Zusätzlich werden Entscheidungsbäume für die jeweilige Differentialdiagnose angeboten.

Entwicklung und Intention von DSM und ICD

Bereits 1853 hatten in England und der Schweiz Bestrebungen nach einer »in allen Ländern anwendbaren, einheitlichen Nomenklatur für Todesursachen« begonnen, die zur Grundlage für eine »Internationale Klassifikation der Krankheiten« (»international classification of disease« – ICD) wurde. Mit Gründung der WHO 1948 übernahm diese die Verantwortung für die regelmäßige Überarbeitung der ICD.

Das DSM findet seine Ursprünge in einer Volkszählung von 1840, in der sich erstmalig Kategorien für Schwachsinn/Wahnsinn (idiocy/insanity) finden. In einer späteren Volkszählung 1880 werden schon sieben Kategorien schwerer Geisteskrankheit erhoben. Die 1917 publizierte offizielle Klassifikation der American Medico-Psychological Association (ein Vorgänger der American Psychiatric Association [APA]) wuchs auf 22 Kategorien. 1933 und 1934 folgten weitere Überarbeitungen durch unterschiedliche Expertengremien. Die Einflüsse des 2. Weltkriegs hatten auch ihre Spuren in der psychiatrischen Landschaft hinterlassen. Armee und Veteranenverbände legten eigene Klassifikationssysteme vor. 1952 übernahm die Amerikanische Psychiatrische Association die Ausarbeitung eines diagnostischen und statistischen Manuals, von nun an als DSM bezeichnet. Dieses erste DSM bezog sich in den Codierungsziffern auf die damals gültige ICD-6 der WHO, die zum ersten Mal Kategorien für psychische Störungen enthielt.

Die 10. Ausgabe des ICD der WHO ist zeitlich parallel zur Entwicklung des DSM-IV erarbeitet worden. Während in Deutschland seit 1998 die ICD-10 sowohl im stationären als auch im ambulanten Sektor verpflichtend eingesetzt wird, galt derzeit in den USA noch die ICD-9CM, auf die sich die DSM in ihrer Codierweise entsprechend bezog. Für den deutschsprachigen Raum wurde deshalb eine Übersetzung mit einer Verweiscodierung zum ICD-10 erarbeitet.

Die Wechselbeziehungen in der Entwicklung beider Klassifikationssysteme war immer sehr eng. Grundsätzlich mussten beide Klassifikationen unterschiedlichen Ansprüchen genügen. Während die WHO die Aufgabe erfüllt, ein für alle Länder und Gesundheitssysteme gleichermaßen akzeptables Klassifikationssystem zu entwickeln, was eine hohe Kompromissfähigkeit abverlangt, um die interkulturelle Perspektive und Anwendbarkeit zu ermöglichen, konnte der Akzent für die Entwicklung des DSM forschungsorientierte Gesichtspunkte einer einzelnen wissenschaftlich vorausstrebenden Kultur aufnehmen.

Aus dieser geschichtlichen Entwicklung heraus ist erklärlich, dass weiterhin beide Klassifikationssysteme ihren Platz und ihre Berechtigung in der Codierung psychischer Störungen haben. Wo die ICD den internationalen Konsensus widerspiegelt, zeigt sich das DSM flexibler gegenüber neueren Forschungserkenntnissen und bildet diese ab.

Für die Schmerzmedizin als interdisziplinärer Schwerpunkt steht die ICD ohne Frage im Vordergrund. Die Bedeutung des DSM bezieht sich auf Forschungsvorhaben in psychotherapeutisch orientierten Bereichen, die Wert auf einen wissenschaftlichen Diskurs mit dem anglo-amerikanischen Raum legen.

Von Interesse könnte eine stärkere Nutzung des DSM für die multiaxiale Codierung von Schmerzerkrankungen im Sinne einer bio-psycho-sozialen Genese sein. Durch den Ursprung des DSM als Manual für *psychische* Störungen wird sich dieser Ansatz jedoch kaum in einer doch primär somatisch orientierten Zunft durchsetzen. Für den deutschsprachigen Raum hat sich die MASK-Klassifikation hier schon viel weiter den Weg gebahnt.

Recherche

Literatur

American psychiatric association (1996) Diagnostisches und statistisches Manual psychischer Störungen, DSM-IV. 4th edn APA, Washington

Atlas SJ, Richard AD, Patrick DL (1996) Quebec Task Force Classification for Spinal Disorders and the Serverity Treatment, and Outcomes of Siatica and Lumbar Spinal Stenosis. Spine 21: 2885–2892

Egle UT, Hoffmann SO (1993) Der Schmerzkranke. Schattauer, Stuttgart

Hoffmann SO (1993) Diagnostische Klassifikationen bei Schmerz. In: Egle UT, Hoffmann SO (Hrsg.) Der Schmerzkranke. Schattauer, Stuttgart: S 173–181

Zenz M, Jurna I (2001) Lehrbuch der Schmerztherapie. 2. Auflage, Wissenschaftliche Verlagsgesellschaft mbH, Stuttgart

Klassifikation der Internationalen Association of the Study of Pain (IASP)

IASP-Klassifikation

IASP-Klassifikation	
1. Teil	
Definition von 320 Schmerzsyndromen	
2. Teil	
Achse 1	**Schmerztopik**
000	Kopf, Gesicht, Mund
100	Zervikalregion
200	Schulter und obere Extremitäten
300	Thoraxregion
400	Abdominalregion
500	Untere Rückenregion (lumbal, sakral, kokzygeal)
600	Untere Extremität
700	Beckenregion
800	Anal-,Perianal-, Genitalregion
900	Mehr als 3 Hauptregionen
Achse 2	**Primär betroffenes System**
00	Nervensystem (ZNS,VNS, PNS) inklusive spezifische Sensorik
10	Störung oder Dysfunktion
20	Nervensystem (psychologisch und sozial, bei Vorliegen einer psychiatrischen Erkrankung ohne relevanten neurologischen Befund)
30	Respiratorische und kardiovaskuläre Systeme
40	Mukuloskelettales System und Bindegewebe
50	Haut, Unterhaut und assoziierte Drüsen (Mamma, apokrine Drüsen)
60	Gastrointestinales System
70	Urogenitales System
80	Andere Organe und Organsysteme (z. B. Blut, lymphatisches Stoffwechselsystem
90	Mehr als ein System
Achse 3	**Zeitcharakteristik/Phänomenologie**
0	Nicht erfassbar, nicht anwendbar, unbekannt
1	Einzelepisode, begrenzte Dauer (z. B. verstauchter Knöchel)
2	Ununterbrochen oder fast kontinuierlich, ohne Schwankungen (z. B. »low back pain«)
3	Ununterbrochen oder fast kontinuierlich, wechselnde Schmerzstärke (z. B. Bandscheibenprolaps)
4	Unregelmäßige Rekurrenz (z. B. Kopfschmerz)
5	Regelmäßige Rekurrenz (z. B. prämenstruelle Schmerzen)
6	Anfallsartig (paroxysmal, z. B. Migräne)
7	Anhaltend bei überlagernden Anfällen
8	Andere Kombinationen
9	Keine der oben genannten Beschreibungen bzw. möglichen Kombinationen

Achse 4	Intensität/Dauer
.00	Nicht erfasst, nicht anwendbar, unbekannt
.10	Leichter Schmerz seit 1 Monat und weniger
.20	Leichter Schmerz seit 1–6 Monaten
.30	Leichter Schmerz seit länger als 6 Monaten
.40	Mäßige Schmerzen seit 1 Monat und weniger
.50	Mäßige Schmerzen seit 1–6 Monaten
.60	Mäßige Schmerzen seit länger als 6 Monaten
.70	Starke Schmerzen seit 1 Monat und weniger
.80	Starke Schmerzen seit 1–6 Monaten
.90	Starke Schmerzen seit länger als 6 Monaten

Achse 5	Ätiologie
.00	Genetische oder angeborene Störungen (z. B. kongenitale Dislokation) Trauma, Operation, Verbrennung
.01	Infektion, Parasiten
.02	Entzündungen unbekannter Genese, Immunreaktion
.03	Neoplasmen
.04	Vergiftungen (z. B. alkoholbedingte Neuropathie, vaskulär, endokrin)
.05	Degeneration, mechanische Insulte (z. B. Kopfschmerz nach Lumbal-
.06	punktion)
	Dysfunktion (inkl. psychophysiologische Störung, z. B. Migräne,
.07	irritables Gefäßsyndrom, Spannungskopfschmerz)
	Unbekannte oder andere Ätiologie
.08	Psychische Genese (z. B. Konversionshysterie, depressive Hallu-
.09	zination), physische oder pathophysiologische Mechanismen müssen ausgeschlossen sein!

Einsatzmöglichkeiten

Die Klassifikation des IASP ist zwar die älteste Schmerzklassifikation, sie konnte sich aber im deutschsprachigen Raum nicht durchsetzen. Hauptmanko ist das monokausale Krankheitsverständnis, welches sich hinter der IASP-Klassifikation verbirgt. Eine gleichzeitige Codierung psychischer, sozialer und somatischer Faktoren ist hier nicht möglich. Sie wurde aber zu einer Ideengrundlage für mehrere, in den 1990er Jahren entwickelte Klassifikationsansätze. Die MASK (Multiaxiale Schmerzklassifikation) als sicherlich wichtigste deutschsprachige Schmerzklassifikation hat einen Teil ihrer Grundstruktur aus dem fünfachsigen Codiersystem der IASP-Klassifikation übernommen.

Aufbau

Die IASP-Klassifikation besteht aus zwei Teilen:

Im **ersten Teil** haben Merksey et al. ca. 320 Schmerzsyndrome beschrieben, die detailliert unter 12 verschiedenen Aspekten dargestellt werden. Nach einer kurzen (1) Definition werden Informationen zur (2) Schmerztopik, (3) zum Körpersystem, (4) zu den Haupterscheinungsformen, (5) zu Laborbefunden, (6) Begleitsymptomen, (7) Krankheitsverlauf, (8) möglichen Komplikationen, (9) sozialen und (10) psychischen Einschränkungen, (11) Behinderungen und (12) pathologischen Befunden gegeben (Merksey, 1986).

Der **zweite Teil** dieser Klassifikation umfasst ein Codiersystem in fünf Achsen (► s. oben).

Sie beziehen sich auf die Dimensionen:
1. Schmerzregionen
2. Primär vom Schmerz betroffenes System
3. Zeitcharakteristik des Schmerzes
4. Schmerzintensität
5. Ätiologie des Schmerzes

Dieses fünfachsige System dient der schmerzbezogenen Beschreibung des Krankheitsstatus und kann auch ohne den erstgenannten Diagnosekatalog zur Beschreibung von Schmerzerkrankungen angewendet werden.

Normwerte

Scholz und Gerber (1996) zitieren eine Studie des Mainzer Schmerzzentrums von 1997 mit der folgenden Verteilung relativer Häufigkeiten von 237 kodierten Schmerzsyndromen von 183 ambulanten und stationären Schmerzpatienten. Daraus lässt sich eine ungefähre Verteilung von Charakteristiken unterschiedlicher Schmerzerkrankungen erkennen (◘ Tabelle 2.1).

Entwicklung und Anspruch

Die IASP-Klassifikation ist wohl die älteste Schmerzklassifikation. Sie wurde 1984 von Merksey publiziert. Mit diesem Klassifikationsschema wurde versucht, ein Ordnungssystem zu schaffen, um chronische Schmerzsyndrome differenziert beschreiben zu können. Mit Hilfe eines fünf Achsen umfassenden Klassifikationschemas wird die Möglichkeit gegeben, unterschiedliche Krankheitsbilder gemäß dem schmerzbezogenen Status Praesens zu beschreiben. In der deutschsprachigen Literatur spielt die IASP-Klassifi-

◘ **Tabelle 2.1.** Relative Häufigkeiten von 237 nach der IASP–Klassifikation codierten Schmerzsyndromen. (Scholz und Gerber, 1996)

IASP–Code [%]	Achse I Schmerzregion	Achse 2 System	Achse 3 Zeitcharakteristik	Achse 4 Intensität	Achse 5 Ätiologie
0	33,3	21,5	0,8	–	0,4
1	4,6	21,1	–	–	14,8
2	12,2	–	7,6	–	1,3
3	3,4	52,7	58,2	0,4	–
4	4,2	0,4	18,1	0,4	3,4
5	16,0	0,4	6,3	1,3	2,1
6	18,6	–	1,7	10,6	20,7
7	0,8	2,1	7,2	0,4	33,8
8	0,8	1,7	–	3,8	▸ 2,5
9	5,9	–	–	83,1	21,1

kation eine eher unbedeutende Rolle. In die Klinik hat sie keinen Eingang gefunden.

Kontaktadresse

IASP Secretariat
909 NE 43rd St., Suite 306
Seattle, WA 98105-6020, USA
Tel: 206-547-6409
Fax: 206-547-1703
E-mail: iaspdesk@juno.com
Internet: http://www.iasp-pain.org

Recherche

Literatur

Beyler KL, Adler RH, Hürny Ch (1991) The IASP-Classification of Pain and the Bio-Psycho-Social Model of Medicine. European Journal of Pain 12,2: 54–57
Egle UT, Hoffmann SO (1993) Der Schmerzkranke. Schattauer, Stuttgart
Hoffmann SO (1993) Diagnostische Klassifikationen bei Schmerz. In: Egle UT, Hoffmann SO (Hrsg.) Der Schmerzkranke. Schattauer, Stuttgart: S 173–181
Merskey H (1986) Classification of chronic pain. International association of the study of pain. Subcommitee on taxonomy. Pain (Suppl) 3:1–226
Merskey H, Bogduk N (1994) Classification of chronic pain: discription of chronic pain syndroms and definition of pain terms. International association of the study of pain, taskforce on taxonomy. 2nd edn. IASP Press Seattle
Scholz OB (1996) Schmerzmessung. In: Psychologische Schmerztherapie. In: Basler HD, Franz C, Kröner-Herwig B et al. (Hrsg.): 267–289
Scholz OB, Gerber WD (1996) Klassifikation chronischer Schmerzen In: Basler HD, Franz C, Kröner-Herwig B et al. (Hrsg.) Psychologische Schmerztherapie
Zenz M, Jurna I (2001) Lehrbuch der Schmerztherapie. 2. Auflage, Wissenschaftliche Verlagsgesellschaft mbH, Stuttgart

Internet-Links

Steglich C (2001) Referat: Hasche D, Hau C: Einführung und Grundlagen von Schmerz und Schmerztherapie, Vorlesung WS 01/02, Institut für Psychologie, http://www.psych.rwth-aachen.de/~steglich

Multiaxiale Schmerzklassifikation (MASK)

MASK-S Diagnosenkatalog

Hauptachse 1: Lokalisation (1. Ziffer, alle weiteren → s. Anhang)

1	Kopfschmerz
2	Gesichtsschmerz
3	Schmerzen bei Gefäßerkrankungen
4	Schmerzen bei Läsionen oder Erkrankungen des Nervensystems
5	Schmerzen im Bereich der Wirbelsäule
6	Muskulo-skelettaler Schmerz
7	Visceraler Schmerz (nicht post-operativ)
8	Akuter perioperativer und posttraumatischer Schmerz
9	Schmerzen ohne klinischen oder anamnestischen Hinweis auf eine somatische Ätiologie oder organbezogene Lokalisation

Achsenkodierungen somatischer Bereich (MASK-S)
MASK-S Somatisches Achsensytem

1. Achse	Lokalisation
2. Achse	Topographie
3. Achse	Zeitliche Charakteristika
4. Achse	Allgemeine Genese
5. Achse	Schmerzqualität
6. Achse	Neurologische Befunde

MASK-P Psychosoziales Achsensystem

1	Motorisch-verhaltensmäßige Schmerzverarbeitung
2	Emotionale Schmerzverarbeitung
3	Kognitive Schmerzverarbeitung
4	Krankheitsbezogene Metakognition
5	Aktuelle Stressoren
6	Traumata/Belastungen in der Lebensgeschichte
7	Habituelle Personenmerkmale
8	Maladaptive Stressverarbeitung
9	Psychophysiologische Dysregulation

10	Konfliktverarbeitungsstil

11	Z1: Funktionale Zusammenhänge ■ bei maladaptiver Schmerzverarbeitung ■ bei klassischer Konditionierung ■ bei operanten Konditionierungsprozessen ■ bei Einfluss von psychosozialem Stress ■ bei Schmerz als Teil einer Reaktion auf schwere Belastungen und kritische Lebensereignisse ■ bei Somatisierung psychischen Leidens ■ bei Schmerzen auf der Basis früherer Belastungen und Überforderungen ■ bei beziehungsstabilisierender Funktion

12	Z2: Diagnose auf ICD bzw. DSM-III-R-Basis

Einsatzmöglichkeiten

Die multiaxiale Klassifikation, MASK, ermöglicht in ihrem Gesamtkonzept eine interdisziplinäre Diagnose von Schmerzerkrankungen. Die zweiteilige Struktur gibt die Beschreibung einer somatischen Ebene und einer psychosozialen Ebene in jeweils multiaxialer Form vor. Die MASK erfreut sich wahrscheinlich größerer Bekanntheit, als sie tatsächlich im klinischen Alltag eingesetzt wird. Dies mag daran liegen, dass die vollständige Klassifizierung im Idealfall einen hohen personellen Aufwand mit Ärzten und Psychologen im interdisziplinären Diskurs erfordert.

Die strukturierende Eigenschaft der MASK-Klassifikation in der medizinischen Kommunikation und das damit sich weitertragende Krankheitsmodell sollten aber nicht unterschätzt werden. Mittels der sich in Entwicklung befindlichen EDV-technischen Lösungen zeichnet sich eine einfache Anwendung und damit auch ein breiter Einsatz der MASK in Zukunft ab.

Aufbau

Die multiaxiale Schmerzklassifikation (MASK) besteht aus zwei Teilen:
1. Die MASK-S umfasst:
   a) *Diagnosenkatalog,* der Schmerzsyndrome weitestgehend phänomenologisch-deskriptiv erfasst
   b) *Somatisches Achsensystem* zur Verschlüsselung weiterer medizinisch-somatischer Information (von Maier und Hildebrandt)
2. Die MASK-P setzt sich aus einem psychosozialen Achsensystem zusammen (von Klinger, Hasenbring, Pfingsten, Hürter)

Das Achsensystem des MASK-S ist in Anlehnung an die IASP-Klassifikation entwickelt worden, enthält aber einige inhaltliche Modifikationen. Unter anderem wurde der psychosoziale Bereich in eine eigene Dimension, der MASK-P, ausgelagert (vgl. dort).

MASK-S

Der Diagnosenkatalog umfasst ein Codiersystem mit fünf Ziffern für die einzelnen Schmerzsyndrome (► s. Anhang).

Auf *sechs weiteren Beschreibungsachsen* können quantitative und qualitative Angaben zur Verschlüsselung medizinisch somatischer Informationen gemacht werden (◘ Abb. 2.2).

MASK-P

Der MASK-P ermöglicht eine verhaltensnahe Beschreibung psychosozialer Variablen auf zehn Teil- und zwei Zusatzebenen (s.o.).

Im Anhang findet sich eine Aufschlüsselung der MASK-Dimensionen in ihre einzelnen Ziffern.

Durchführung

Für die MASK-S liegen noch keine Handanweisungen vor. Derzeit (2004) liegt eine erste fertige Version den Gremien der DGSS zur Verabschiedung vor. Für die MASK-P steht mit dem Manual eine Handlungsanweisung zur Umsetzung der Klassifikation, ein Ratingbogen und die ausführliche Operationalisierung der Achsenkriterien zur Verfügung. Der Inhalt des Handbuchs kann an dieser Stelle nur zusammenfassend dargestellt werden, es wird dadurch nicht überflüssig. Hier wird ein Überblick über die Struktur und den Anwendungsaufwand, aber auch gleichzeitig die Nutzbarkeit der MASK gegeben.

Es gilt: Die Beschreibung eines Schmerzbildes umfasst immer somatische und psychosoziale Anteile.

Der **MASK-S** ist mit seinem Diagnosenkatalog in fünf Stellen codierbar. Wahlweise können weitere Achsensysteme zur Differenzierung herangezogen werden.

Der **MASK-P** kann in allen zehn Achsen unabhängig codiert werden. Die Codierung beginnt an erster Stelle mit der Achsenzusatzcodierung mit der jede einzelne folgende Achse bewertet wird.

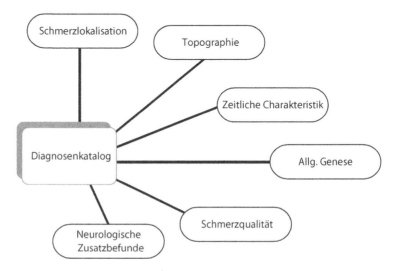

◘ **Abb. 2.2.** Die multiaxiale Struktur des MASK-S

Achsenzusatzcodierung (Azc)

1. Achse wurde nicht untersucht.
2. Keine Auffälligkeit identifizierbar.
3. Patient/in sieht Auffälligkeit nicht.
4. Patient/in sieht Auffälligkeit.

Die Achsenbezeichnung (1–12) folgt erst an zweiter Stelle, gleich nach dem Punkt. Die letzten beiden Stellen geben die Differenzierung (_) (_) der jeweiligen Achse an.

Beispiel

(Azc) . (Achse) (_) (_)
  4 . 11 1 1
MASK-P: Patientin sieht die Auffälligkeit.   (Azc)
Es bestehen funktionelle Zusammenhänge mit   (Achse 11)
maladaptiven Schmerzverarbeitung und   (Punkt 1)
ängstlich-vermeidender Schmerzverarbeitung   (Differenzierung der Achse)

Über die **Zusatzdiagnose im ICD oder DSM** kann das Kontinuum herausgestellt werden zwischen

- »unauffälligem Befund« = Codierung im MASK-P als keine Auffälligkeit identifizierbar,
- »auffälligem Befund« = Codierung im MASK-P als Auffälligkeit,
- »psychopathologischem Befund« = zusätzliche Codierung im ICD bzw. DSM.

Diese doch relativ komplizierte Struktur wird für die MASK-P durch einen Ratingbogen übersichtlich. (Er kann über die DGSS bezogen werden). Dieser Ratingbogen enthält alle Achsen der MASK-P mit der Möglichkeit, die Achsenzusatzcodierung direkt einzutragen und daraus die Klassifikation abzuleiten.

Eine Diagnose und Klassifikation nach MASK kann dann für den Rückenschmerz z. B. so aussehen:

Beispiel

Radikulärer lumbaler Rückenschmerz nach offener Bandscheibenoperation mit epiduraler Vernarbung (MASK-S 53 51 2)
Bei ängstlich-vermeidender Schmerzverarbeitung (MASK-P 3.11 1 1)
ICD-10: M96.1 Postlaminektomiesyndrom

Entwicklung und Anspruch

Anfang der 1990er Jahre begann die Arbeit an einer Klassifikation, die eine Abbildung von Schmerzerkrankungen entsprechend der sich neu gebildeten Krankheitsvorstellung einer bio-psycho-sozialen Genese erlauben würde. Eine Arbeitsgruppe der DGSS setzte es sich zum Ziel, eine Klassifikation zu schaffen, die eine integrative Darstellung von Schmerzsyndromen mit ihren somatischen und psychischen Faktoren zulassen würde.

Im Jahr 2000 konnte erstmals eine gültige Fassung der MASK-P (Psychosoziale Dimension) veröffentlicht werden (Klinger et al., 2000). Die Herausgabe einer vorläufig endgültigen Fassung der MASK-S mit Handanweisungen ist noch in Arbeit. (Vorveröffentlichungen der MASK-S liegen vor.) Gleichzeitig wird eine computergerechte Umsetzung der Codiermöglichkeit mit MASK entwickelt.

Recherche

Literatur

Klinger R, Denecke H, Glier B (1997) Qualitätssicherung in der Therapie chronischen Schmerzes. XI. Diagnostik und multiaxiale Schmerzklassifikation. Der Schmerz 11: 378–385

Klinger R, Hasenbring M, Pfingsten M, Hürter A, Maier Ch, Hildebrandt J (2000) Die Multiaxiale Schmerzklassifikation MASK. Band 1: Psychosoziale Dimension – MASK-P. Deutscher Schmerzverlag: 3–4

Pfingsten M, Hildebrandt J (2002) Nomenklatur und Dokumentation In: Gralow I, Husstedt IW, Bothe HW (Hrsg.) Schmerztherapie interdisziplinär. Schattauer, Stuttgart

Seefeld D (1997) Schmerz als biopsychosoziale Problem. Psycho- und Schmerztherapeuten im interdisziplinären Gespräch. Materialien des Postdamer Psychotherapie-Symposiums

Zenz M, Jurna I (2001) Lehrbuch der Schmerztherapie. 2. Auflage, Wissenschaftliche Verlagsgesellschaft mbH Stuttgart

Handbücher

Multiaxiale Schmerzklassifikation MASK, Band I: Psychosoziale Dimension MASK-P

Multiaxiale Schmerzklassifikation MASK, Band II: Somatische Dimension MASK-S (in Vorbereitung)

Internet-Links

Klinger R, Hasenbring M, Pfingsten M, Hürtner A (MASK-P) Maier C, Hildebrandt J, (MASK-S) (1999) Multiaxiale Schmerzklassifikation (MASK). In: http://www.medizin.uni-koeln.de/projekte/dgss/Archiv/AKMASKP.html (geprüft: 04.05.2004)

Kopfschmerzklassifikation der International Headache Society (IHS)

IHS-Diagnosehauptgruppen

IHS-Gruppen	
1	Migräne
2	Kopfschmerz vom Spannungstyp
3	Clusterkopfschmerz und andere trigemino-autonome Kopfschmerzerkrankungen
4	Andere primäre Kopfschmerzen
5	Kopfschmerz zurückzuführen auf ein Kopf- und/oder HWS-Trauma
6	Kopfschmerz zurückzuführen auf Gefäßstörungen im Bereich des Kopfes oder des Halses
7	Kopfschmerz zurückzuführen auf nicht vaskulären intrakraniale Störungen
8	Kopfschmerz zurückzuführen auf eine Substanz oder deren Entzug
9	Kopfschmerz zurückzuführen auf eine Infektion
10	Kopfschmerz zurückzuführen auf eine Störung der Homöostase
11	Kopf- oder Gesichtsschmerz zurückzuführen auf Erkrankungen des Schädels sowie von Hals, Augen, Ohren, Nase, Nebenhöhlen, Zähnen, Mund oder anderen Gesichts- oder Schädelstrukturen
12	Kopfschmerz zurückzuführen auf psychiatrische Störungen
13	Kraniale Neuralgien und zentrale Ursachen von Gesichtsschmerzen

Es folgt eine Differenzierung über 2–4 weitere Ziffern (▸ s. Anhang).

Einsatzgebiet

Die Kopfschmerzklassifikation der IHS ist primär für Forschungszwecke entwickelt worden. Hier ist sie ein unerlässliches Instrument. Schwerpunktzentren der Kopfschmerzdiagnostik und Therapie werden sicherlich, auch ohne spezielles Forschungsvorhaben, diese Klassifikation im Rahmen der eigenen Dokumentation und Qualitätssicherung einsetzen, da es sich um ein gut erforschtes und lange bewährtes Instrument handelt.

Die Qualität dieser Klassifikation liegt insbesondere in den klar formulierten diagnostischen Kriterien und Kommentaren, die das Werk zu einem Lehrbuch der Kopfschmerzdiagnostik machen.

Aufbau

Bei der IHS-Kopfschmerzklassifikation handelt es sich um eine hierarchisch aufgebaute Klassifikation mit 13 Hauptgruppen, die sich in ein vierstelliges Codesystem unterteilen (▶ s. oben und im Anhang).

Gruppe 1–4	Beschreiben primäre Kopfschmerzformen
Gruppe 5–11	Geben eine pathomorphologische Grundlage vor (sekundäre Kopfschmerzformen)
Gruppe 12	Bezieht sich auf psychiatrische Krankheitsbilder
Gruppe 13	Umfasst Schmerzbilder im Ausstrahlungsgebiet einzelner Nerven und zentrale Ursachen
Gruppe 14	Andere Kopfschmerzen

Um eine klare Zuordnung zu ermöglichen, wurde durch die Ad hoc-Kommission der IHS ein ausführlicher Katalog von operationalen Diagnosekriterien erarbeitet, der die Klassifikation vervollständigt.

Codierregeln der IHS-Kopfschmerzklassifikation

1. Besteht bei einem Patienten mehr als eine Kopfschmerzerkrankung, so sollten alle Kopfschmerzformen im Einzelnen diagnostiziert werden. Die Reihenfolge bei der Beschreibung der Kopfschmerzdiagnosen richtet sich dabei nach der vom Patienten angegebenen Wertigkeit.
2. Um eine Kopfschmerzdiagnose zu stellen, müssen alle Hauptkriterien der jeweiligen diagnostischen Kriteriensätze erfüllt sein.
3. Hinter jeder qualitativen Beschreibung der Diagnose sollte die vom Patienten genannte Anzahl der Kopfschmerztage/Jahr in Klammern angegeben werden.
4. Die diagnostischen Kriterien von Kopfschmerzerkrankungen, die für die erste Stelle oder die beiden ersten Stellen des Diagnoseschlüssels beschrieben sind, müssen auch von allen anderen Unterformen erfüllt werden. Ausnahmen und/oder spezielle Subkriterien werden bei den jeweiligen Unterformen angegeben.
5. Bei Patienten, die erstmals eine bestimmte Kopfschmerzform in enger zeitlicher Beziehung mit dem Beginn einer Erkrankung entwickeln, die in den Gruppen 5–11 aufgelistet ist, sind deren Kopfschmerzerkrankungen innerhalb dieser Gruppe zu verschlüsseln. Der jeweilige Kopfschmerztyp wird an einer 4. Stelle des Codes genau spezifiziert. Ein ursächlicher Zusammenhang wird damit nicht notwendigerweise festgeschrieben. Wird eine vorbestehende Migräne, Kopfschmerz vom Spannungstyp oder Clusterkopfschmerz in enger zeitlicher Beziehung zu einer der in den Gruppen 5–11 genannten Erkrankungen verschlimmert, so ist dennoch eine Migräne, Kopfschmerz vom Spannungstyp oder ein Clusterkopfschmerz zu verschlüsseln (Gruppen 1–3). Falls die Anzahl der Kopfschmerztage um mehr als 100% ansteigt, so sollte der dafür vermutete Grund in Klammern angegeben werden. Er ist jedoch nicht extra zu verschlüsseln.

6. Benutzen Sie innerhalb der max. vier Stellen des umfassenden Diagnoseschlüssels so viele Stellen, wie es Ihren praktischen Zielsetzungen entspricht.

7. Falls eine Kopfschmerzerkrankung die diagnostischen Kriterien mehrerer Kopfschmerzformen erfüllen sollte, verschlüsseln Sie diese gemäß der am weitesten vorne genannten Kopfschmerzform innerhalb der Klassifikation, für welche die Kriterien erfüllt sind (1.7, 2.3, 3.3 werden nicht als spezifische Diagnosen betrachtet, wenn die Kopfschmerzerkrankung auch die Kriterien einer anderen weiter hinten stehenden Diagnose erfüllt.)

8. Erfüllt eine Kopfschmerzerkrankung den Kriteriensatz einer bestimmten Kopfschmerzdiagnose, so können bei dem betroffenen Patienten auch ähnliche Kopfschmerzepisoden vorkommen, die diese Kriterien erfüllen. Grund dafür kann z. B. sein, dass der betroffene Patient sich nicht genau an die entsprechenden Symptome erinnert. In diesem Fall sollte der Patient eine typische unbehandelte oder erfolglos behandelte Attacke genau beschreiben. Im nächsten Schritt muss sichergestellt werden, dass bisher genügend Attacken abgelaufen sind, um die Diagnose festzulegen. Anschließend sollten die Kopfschmerztage/Jahr für diese Kopfschmerzform bestimmt werden und dann die der behandelten und weniger typischen Attacken zu dieser Zahl hinzuaddiert werden.

9. Ein Hauptproblem bei der exakten Diagnostik von Kopfschmerzerkrankungen ist das nicht immer optimale Vertrauen in die von den Patienten anamnestisch angegebenen Kopfschmerzcharakteristika. Es ist deshalb in unklaren Fällen zu empfehlen, dass der Patient seine Kopfschmerzphänomenologie mit Hilfe eines Kopfschmerztagebuchs notiert und dann mit Hilfe dieses Instruments die Diagnose festgelegt wird.

10. Falls die 4. Stelle des Diagnoseschlüssels in Verbindung mit einem zweistelligen Schlüssel verwendet werden soll, so kann die 3. Stelle durch Einsetzen des Codes 0 überbrückt werden.

Entwicklung und Anspruch

Die Internationale Kopfschmerzgesellschaft (International Headache Society – IHS) wurde 1982 gegründet. Im Rahmen eines Expertenforums wurde ein eigenes Klassifikationssystem erarbeitet und 1988 erstmals publiziert. Diese Klassifikation wurde mit dem Ziel geschaffen, eine einheitliche Basis für weitere Forschungsarbeit zu erstellen, in dem Bewusstsein, damit auch die tägliche klinische Diagnostik zu beeinflussen.

Die IHS-Kopfschmerzklassifikation umfasst in ihrer 1. Auflage 165 operationalisierte Diagnosen. Die Diagnosekriterien wurden mit Blick auf das Spannungsfeld von bestmöglicher Spezifität bei möglichst guter Sensivität erstellt. Es wurden nur klare Kriterien zugelassen, um ein eindeutiges Diagnosesystem zu erstellen und die Diagnosevariabilität zwischen den Beobachtern so niedrig wie möglich zu halten. Ein großer Teil dieser Diagnosekriterien sind als Standard in die Literatur eingegangen.

Trotz dieser klaren Diagnosestandards wurde in der Konstruktion der Kopfschmerzklassifikation der Problematik Genüge getan, dass ein Kopfschmerz nicht immer in der gleichen konstanten Phänomenologie zu beobachten ist. Vielmehr kann Kopfschmerz sich wandeln oder mehrere Formen bestehen gleichzeitig bzw. abwechselnd. Entscheidendes Kriterium dieser Klassifikation ist deshalb, dass nicht Kopfschmerzpatienten beschrieben werden sollen, sondern vielmehr deren derzeitig bestehende Kopfschmerzerkrankung. Die IHS-Klassifikation sieht vor, dass ein und derselbe Patient mehrere Kopfschmerzdiagnosen gleichzeitig oder sukzessive aufweisen kann.

Mit der 2. Auflage der IHS-Kopfschmerzklassifikation (2003) wird eine völlig neu überarbeitete Version vorgestellt. Als wesentliche Neuerung wurde das Kapitel zu Kopfschmerzen als psychiatrische Störung aufgenommen.

Recherche

Literatur

Egle UT, Hoffmann SO (1993) Der Schmerzkranke. Schattauer, Stuttgart

Göbel H (1999) Kopf und Gesichtsschmerz In: Schockhoff B (Hrsg.) Spezielle Schmerztherapie. Urban & Fischer: S 236–412

Headache classification committee of the International headache society (1988) Classification and diagnostic criteria for headache disorders, cranial neurlagias and facial pain. Cephalgia 8 (Suppl 7):1

Kopfschmerzklassifikationskomitee der Internationalen Kopfschmerzgesellschaft (1989) Klassifikation und diagnostische Kriterien für Kopfschmerzerkrankungen, Kopfneuralgien und Gesichtsschmerz. Nervenheilkunde 8: 161. Schattauer, Stuttgart

Kopfschmerzklassifikationskomitee der International Headache Society (2003) Die Internationale Klassifikation von Kopfschmerzerkrankungen, 2. Auflage (2003) Nervenheilkunde 22: 531–67. Schattauer, Stuttgart

Thoden U (1989) Zur neuen Migräneklassifikation, Teil 1. Schmerz 3:89; Teil 2. Schmerz 3:152

3 Graduierungen und Stadien von Schmerzerkrankungen bzw. ihre Chronifizierung

In der Schmerzmedizin besteht die Notwendigkeit, Schmerzerkrankungen in Schweregrade einzuteilen oder einen Grad der Chronifizierung anzugeben. Pathomorphologische Beschreibungen, auch unter Berücksichtigung psychopathologischer Aspekte, machen allein keine ausreichende Aussage über den Schweregrad und die Prognose der Erkrankung. Sie geben keine Auskunft über den Grad der funktionellen Einschränkung, die soziale Beeinträchtigung, die Höhe der Inanspruchnahme medizinischer Leistungen oder den Leidensdruck des Patienten.

Schmerzerkrankungen primär gleicher Pathomorphologie können sich ganz unterschiedlich entwickeln, wie z. B. die akute und die chronische Lumboischalgie; der akute posttraumatische Kopfschmerz und seine chronische Form im HWS-Distorsionstrauma. Diese unterschiedlichen Krankheitsbilder werden aber in den pathomorphologisch begründeten Klassifikationen (ICD, IASP, IHS) im Allgemeinen nicht ausreichend differenziert. Es werden andere Instrumente zur Abschätzung der Prognose, Beurteilung der therapeutischen Konsequenz und für gutachterliche Fragestellungen gebraucht.

Wie bereits beschrieben (▶ Kap. 2) können unterschiedliche Systematiken zur Beschreibung von Krankheitsausprägungen eingesetzt werden: Eine *Stadieneinteilung* setzt das Konzept einer kontinuierlichen Krankheitsentwicklung voraus. Das entsprechende Krankheitsmodell geht von einer chronologischen Entwicklung aus, deren Verlauf man in Stufen einteilen und beschreiben kann. Dagegen bezieht sich eine *Graduierung* auf die Schwere des Schadens, die Aggressivität oder die Ausprägung des Leidens. Es werden also Schweregrade beschrieben, die nicht automatisch aufeinander folgen müssen, für die kein Endpunkt impliziert wird, sondern die eine eigene Qualität haben und einem definierten Hauptkriterium folgen. Ein *Befundsystem* kann hingegen mehrere unabhängige Kriterien umfassen, die sich unterschiedlich verhalten, bzw. die unabhängigen Modellvorstellungen folgen können.

Derzeit bestehen mehrere Systematiken in der Schmerzmedizin nebeneinander. Sie werden in unterschiedlichen Zusammenhängen eingesetzt und beschreiben die Schmerzerkrankungen aus verschiedenen Blickwinkeln:

In älteren wissenschaftlichen Arbeiten wurde zur Beschreibung der Chronifizierung meist ein rein zeitliches Konzept zugrunde gelegt. Als chronisch wird dabei der Rückenschmerz nach einer Dauer von 3, 6 oder 12 Monaten angenommen. Diese Einteilung erscheint heute zu undifferenziert, da

◨ **Tabelle 3.1.** Überblick zu Schmerzchronifizierungsmodellen und ihren Einteilungen

	Graded Chronic Pain Status nach von Korff	MPSS nach Gerbershagen	Sommerfelder Befundsystem
Krankheits-modell	Schmerzintensität und Aktivitätsverlust beschreiben eine Schmerzgraduierung	Die Schmerzchronifizierung wird über die Faktoren der Schmerz-variabilität, der Schmerzausbreitung, die Medikamentenanamnese und die Inanspruchnahme medizinischer Leistungen beschrieben	Einschätzung und Bewertung der klinischen und therapeutischen Relevanz von unterschiedlichen Ebenen in einem multikausalen, funktionellen Krankheitsmodell
Ziel	Epidemiolgische Untersuchungen zu Schmerzerkrankungen	Klinische Einteilung mit starkem Ge-wicht auf den Verhaltensaspekt des Schmerzpatienten. Es besteht eine gute prognostische Relevanz	Klinische multidisziplinäre Einschät-zung durch Experten mit therapeuti-scher Relevanz
Durchfüh-rung	Interviewleitfaden, von Laien ausführbar	Als ärztliches Interview zu erheben, an einer Fragebogenversion wird gearbeitet	Psychologische und ärztliche Einschätzung von Ausprägung und Relevanz mehrerer Befunde. Mit zeit-lich und untersuchungstechnisch hohem Aufwand verbunden
Verlaufs-sensibilität	Ist theoretisch gege-ben, aber nicht belegt	Nur eingeschränkt, da einzelne Ach-sen kein Downgrading zulassen	Theoretisch über längere Zeit-räume denkbar, aber bisher nicht untersucht

es keine Aussage über Einflussfaktoren, zur Prognose oder sozialen Konse-quenzen macht (◨ Tabelle 3.1).

Seit den 1980er Jahren gibt es mehrere Versuche, Graduierungen oder Stadieneinteilungen von Schmerzerkrankungen bezogen auf ein differen-ziertes Krankheitsmodell zu entwickeln. Der Graded Chronic Pain Status der Gruppe um von Korff kommt aus der epidemiologischen und gesund-heitssystematischen Forschung der USA. Entsprechend werden die Kriterien sehr offen und breit festgelegt. Er besitzt eine hohe Sensibilität, chronische Schmerzen zu erfassen. Er macht nur wenig Aussagen zur Prognose bezüg-lich des Krankheitsverlaufs. Eine schwere Coxarthrose wird sich genauso mit dem Grad IV abbilden wie eine Fibromyalgie oder Somatisierungsstörung.

Das MPSS (Mainzer Pain Staging System) ist derzeit die meist genutzte Schmerzchronifizierungssystematik im klinischen Bereich in Deutschland. Es wurde auf der Grundlage eines bio-psycho-sozialen Krankheitsmodells entwickelt. Obwohl eine psychologische Achse fehlt, zeigt das MPSS eine re-lativ hohe prognostische Relevanz. Es liegen eine ganze Reihe von Reliabili-täts- und Validitätsstudien, Norm- und Vergleichsstichproben vor, womit es sich für den Einsatz im wissenschaftlichen Bereich qualifiziert hat.

Das Sommerfelder Befundsystem (SoBs) ist die jüngste Einteilung und kommt aus einer großen nicht-universitären Schmerzklinik mit manualme-dizinischem Schwerpunkt. Die langjährige Erfahrung mit Schmerzpatienten myoskeletaler Genese hat zu der Entwicklung eines mehrachsigen Systems geführt, welches die Befundausprägung, deren Einflussfaktoren auf das Krankheitsgeschehen und indirekt deren therapeutische Relevanz umfasst. Ein Schwerpunkt liegt auf der Erfassung funktioneller Befunde neben den psychologischen, morphologischen und sozialen Aspekten. Die Erhebung erfolgt in einem interdisziplinären Setting. Das Befundsystem zeigt eine konkrete klinische Relevanz. Die ersten Reliabilitäts- und Validitätsdaten liegen vor.

Neben diesen drei Einteilungen gibt es einige wenige weitere Einteilungen, die zumindest erwähnt werden sollen, wenn auch ihre Relevanz derzeit noch nicht klar abgeschätzt werden kann: Hier sei der Heidelberger Kurzfragebogen Rückenschmerz (HKF-R 10) genannt, der im Internet über http://www.igost.de eingesehen werden kann. Er wurde von der Internationalen Gesellschaft für orthopädische Schmerztherapie entwickelt und veröffentlicht. Bisher liegen allerdings noch keine Studienergebnisse vor. Der Kieler Schmerzscore kann ebenfalls über das Internet abgerufen werden (http://www.schmerzklinik.de/Kieler_Schmerz_Score_KSS.pdf). Auch hier liegen keine Anwenderdaten vor.

Ebenso erscheint eine Veröffentlichung von Raspe et al. für den Bereich der epidemiologischen Forschung in diesem Zusammenhang interessant. In Anlehnung an das Schmerzmodell nach Loeser wurde ein sich amplifizierendes Krankheitsmodell angenommen. Entsprechend der Systematik der TNM-Tumorklassifikation werden die Ebenen Pain (P), Complaints (C) und Distress (D) geschaffen, mit Instrumenten hinterlegt und zu Stadien zusammengefasst. Dieses Verfahren eignet sich für den Forschungsbereich, ist für die Klinik aber sehr aufwändig.

Jede der hier genannten Einteilungen genügt einem eigenen Denkmodell und einer eigenen Zielstellung. Für den einzelnen Patienten kann dies zu stark abweichenden Einschätzungen der jeweiligen Erkrankung führen (◘ Tabelle 3.2). Während ein Patient mit einem akuten Radikulärsyndrom nach der Einteilung nach von Korff et al. relativ schnell den Grad III erreicht, würden die Mainzer Schmerzstadien den Patienten zunächst im Stadium 1 beschreiben. Diese unterschiedliche Bewertung macht es so wichtig, die Zielrichtungen und Hintergründe von solchen Systematisierungen gut zu kennen.

◘ **Tabelle 3.2.** Beispiele von Schmerzerkrankungen und ihre Bewertung im Chronifizierungsmodell

Krankheitsbeispiel	Zeitliches Konzept	Graded Chronic Pain Status nach von Korff	MPSS nach Gerbershagen	Sommerfelder Befundsystem
T.T. 43 Lj. ♂, akutes Radikulärsyndrom bei NpP L4/5 seit 2 Monaten	2 Monate	Grad III	Stadium 2	Morph. 3 Funkt. 2 Psychol. 0 Sozial 1
M.M. 55 Lj. ♀ Fibromyalgie	8 Jahre	Grad III	Stadium 3	Morph 1 Funkt. 3 Psychol. 3 Sozial 2
A.A 85 Lj. ♀ Dysplasiecoxarthrose bds. Stad. 3	Verschlechterung seit 2 Jahren	Grad IV	Stadium 1	Morph. 3 Funkt. 2 Psychol. 0 Sozial 0

Die Diskussion in der Schmerzmedizin um Graduierungen und Stadieneinteilungen ist lebhaft und wird aus vielen Gebieten bereichert. Welche Modelle in Zukunft weiter genutzt werden, wird zum einen an den Konstruktvorstellungen und Intentionen der vorgestellten Instrumente liegen, aber auch an den technischen Umsetzungsmöglichkeiten z. B. der Datenerfassung. Hoffmann (1993) macht darauf aufmerksam, dass »der Fortschritt der Wissenschaft auch eng mit der jeweils sich durchsetzenden Wissenschaftspolitik zu tun hat.« Gemeint ist die Autorität der überwiegend universitär geführten Fachverbände, die die Diskussion bestimmen. Darum sollen in diesem Praxishandbuch bewusst auch Instrumente besprochen werden, die aus der nicht-universitären Arbeit am Patienten entwickelt worden sind.

Recherche

Literatur

Flöter Th (1998) Grundlagen der Schmerztherapie. Schmerztherapeutisches Kolloquium e.V. Medizin & Wissen

Gerbershagen HU (1986) Organisierte Schmerzbehandlung. Eine Standortbestimmung. Internist 27: 459–469

Gerbershagen HU (1996) Das Mainzer Stadienkonzept des Schmerzes: eine Standortbestimmung. In: Klingler D, Morawitz U (Hrsg.) Antidepressiva als Analgetika. Aktueller Wissenstand und therapeutische Praxis. Arachne, Wien

Gralow I, Husstedt IW, Bothe HW (2002) Schmerztherapie interdisziplinär. Schattauer, Stuttgart

Gralow I (2002) Phänomene der Chronifizierung. In: Gralow I, Husstedt IW, Bothe HW (Hrsg.) Schmerztherapie interdisziplinär. Schattauer, Stuttgart

Hartmann F (1998) Die Sprache der Schmerzen. Der Schmerz 12: 317–322

Hasenbring M (1998) Risikofaktoren zur Schmerzchronifizierung bei Rückenschmerzen: Prädiktoren und psychotherapeutische Konzepte. Brandenburgisches Ärzteblatt 8: 311–312

Hoffmann SO (1993) Diagnostische Klassifikationen bei Schmerz. In: Egle UT, Hoffmann SO (Hrsg.) Der Schmerzkranke. Schattauer, Stuttgart: S 173–181

Nagel B (1998) Kommentar zum »Mainzer Stadienmodell zur Schmerzklassifikation«. In: Seefeldt D (Hrsg.) Schmerz als bio-psycho-soziales Problem

Pioch E (2001) Kommentar zum Beitrag von M. Pfingsten et al.: Chronifizierungsausmaß von Schmerzerkrankungen. Der Schmerz 14: 435–436

Raspe HH, Hüppe A, Matthis C (2003) Theorien und Modelle der Chronifizierung: Auf dem Weg zu einer erweiterten Definition chronischer Rückenschmerzen. Schmerz 17: 359–366. Springer, Berlin Heidelberg New York Tokio

Graded Chronic Pain Status (GCPS)

GCPS (von Korff et al.) 1990

Grad	Kennzeichnung
0	Keine Schmerzen
I	Einmalige Episode
II	Rekurrente Episoden
	Starke oder persistierende Schmerzen...
III	– ohne Aktivitätseinschränkung
IV	– Aktivitätseinschränkung 1–6 Tage
V	– Aktivitätseinschränkung 7+ Tage

GCPS (von Korff et al.) 1992

Grad	Kennzeichnung
0	Keine Schmerzproblematik in den vergangenen 6 Monaten
I	Schmerzen mit niedriger Intensität, niedrige schmerzbedingte Funktionseinschränkung
II	Schmerzen mit höherer Intensität, niedrige schmerzbedingte Funktionseinschränkung
III	Mittlere schmerzbedingte Funktionseinschränkung (unabhängig von der Schmerzintensität)
IV	Hohe schmerzbedingte Funktionseinschränkung (unabhängig von der Schmerzintensität)

Einsatzbereich

Der wichtigste Anwendungsbereich des Graded Chronic Pain Status (GCPS) nach von Korff sind epidemiologische Studien. Er eignet sich besonders für bevölkerungsbezogene Untersuchungen. Im klinischen Bereich spielt diese Einteilung keine Rolle.

In der deutschsprachigen Literatur liegen zwei Fassungen der durch die Arbeitsgruppe um von Korff entwickelten Systematisierung vor, die sich auf das gleiche Grundkonstrukt beziehen. Die ältere Version (1990) umfasst eine Typologie mit sechs Abstufungen (Grad 0–V; ▶ s. oben). Die beiden höchsten Grade sollen Personen mit grenzwertigen (Grad IV) bzw. sicheren (Grad V) dysfunktionalen-chronischen Schmerzen kennzeichnen. Eine spätere Version wurde 1992 in der Zeitschrift Pain veröffentlicht (▶ s. oben). Hier wurde die Verteilung auf die Schmerzgraduierungen neu überarbeitet, so dass eine gleichmäßigere Streuung für die Anwendung innerhalb einer HMO realisiert werden konnte.

Die ältere Fassung ist zwar eingängiger und übersichtlicher, aus Gründen der Aktualität wird hier aber der Interviewleitfaden und die Auswertung der neuen Version dargestellt.

Aufbau

Diese Graduierung erfasst Schmerzchronifizierung über die Schmerzintensität und den damit einhergehenden Aktivitätsverlust. Da diese beiden Variablen nicht in linearer Beziehung zueinander stehen, werden sie für die Beurteilung des Schweregrads unabhängig voneinander bewertet. Dabei wird dem Aktivitätsverlust ein höherer Einfluss auf das Krankheitsgeschehen zugeordnet als dem Schmerzereignis. Dies entspricht der gesellschaftlichen Relevanz von Schmerzerkrankung.

Der Graded Chronic Pain Status besteht aus einem Interviewleitfaden und einem Auswertungsschema zur Schweregradeinteilung, über die der Schweregrad der Schmerzerkrankung bestimmt werden kann.

Interviewleitfaden

(Nicht validierte Übersetzung der Autorin)

Schmerzintensitätswerte

1. Bitte schätzen Sie Ihren Rücken-/Kopf-/Gesichtsschmerz auf einer Skala von 0–10 im Moment ein. 0 ist »kein Schmerz« und 10 ist der »stärkste mögliche Schmerz«.
2. Wie stark war Ihr schlimmster Schmerz in den vergangenen 6 Monaten auf einer Skala von 0–10, wenn 0 »kein Schmerz« und 10 der »stärkste mögliche Schmerz« ist?
3. Wie stark war Ihr durchschnittlicher Schmerz in den vergangenen 6 Monaten auf einer Skala von 0–10, wenn 0 »kein Schmerz« und 10 der »stärkste mögliche Schmerz« ist? (Gemeint ist der übliche Schmerz in Zeiten, wenn Sie ihn spüren.)

Beeinträchtigungswerte

4. Wie viele Tage während der letzten 6 Monate konnten Sie Ihren üblichen Tätigkeiten (Arbeit, Schule oder Hausarbeit) wegen Ihrer Rücken-/Kopf-/Gesichtsschmerzen nicht nachgehen?
5. Wie stark haben Ihre Rücken-/Kopf-/Gesichtsschmerzen Sie in den täglichen Aktivitäten während der letzten 6 Monate eingeschränkt? Beschreiben Sie es auf einer Skala von 0–10, wobei 0 »keine Beeinträchtigung« und 10 »Es ist nicht möglich, irgendwelche Aktivitäten auszuführen« bedeuten.
6. Wie stark haben Rücken-/Kopf-/Gesichtsschmerzen während der letzten 6 Monate Ihre Möglichkeit, an Freizeit, sozialen und familiären Aktivitäten teilzunehmen, verändert? 0 ist »keine Veränderung« und 10 bedeutet »extreme Veränderung«.
7. Inwieweit haben Rücken-/Kopf-/Gesichtsschmerzen während der letzten 6 Monate Ihre Arbeitsfähigkeit (einschließlich Hausarbeit) verändert? Beschreiben Sie es auf einer Skala von 0–10, wobei 0 »keine Veränderung« und 10 »extreme Veränderung« bedeuten.

◘ **Tabelle 3.3.** Scoring für Graded Chronic Pain Status nach von Korff

Beeinträchtigungspunkte			
Beeinträchtigungstage (0–180)		Beeinträchtigungswert (0–100)	
0–6 Tage	0 Punkte	0–29	0 Punkte
7–14 Tage	1 Punkt	30–49	1 Punkt
15–30 Tage	2 Punkte	50–69	2 Punkte
≥31 Tage	3 Punkte	≥70	3 Punkte

Auswertung

Für die Auswertung des Interviews können mit Hilfe der ◘ Tabelle 3.3 drei Parameter berechnet werden:

1. *Charakteristische Schmerzintensität* als Maß für den durchschnittlichen Schweregrad der Schmerzen
2. *Beeinträchtigungswert* als Hinweis auf die subjektive Einschränkung für die allgemeine Aktivität
3. *Beeinträchtigungspunkte,* die die Stärke der subjektiven Beeinträchtigung mit der Anzahl der Tage, in denen diese Beeinträchtigung erlebt wurde, zusammenfügen

Es gilt folgende Berechnung:

- *Charakteristische Schmerzintensität:* Mittelwert aus den Fragen 1–3 multipliziert mit 10. (Wertebereich zwischen 0–100)
- *Beeinträchtigungswert:* Mittelwert aus den Fragen 5–7 multipliziert mit 10. (Wertebereich zwischen 0–100)
- *Beeinträchtigungspunkte:* Summe aus den angegebenen Punkten für »Beeinträchtigungstage« (Frage 4) und den Punkten für den Beeinträchtigungswert entsprechen der ◘ Tabelle 3.3.

◘ **Tabelle 3.4.** Bewertung für den Graded Chronic Pain Status nach von Korff, 1992

Berechnung	Graduierung	Bedeutung
Schmerzfreiheit	Grad 0	Keine Schmerzproblematik in den vergangenen 6 Monaten
Schmerzintensität <50 Beeinträchtigungspunkte <3	Grad I	Schmerzen mit niedriger Intensität, niedrige schmerzbedingte Funktionseinschränkung
Schmerzintensität >50 Beeinträchtigungspunkte <3	Grad II	Schmerzen mit höherer Intensität, niedrige schmerzbedingte Funktionseinschränkung
3–4 Beeinträchtigungspunkte, unabhängig von der Schmerzintensität	Grad III	Mittlere schmerzbedingte Funktionseinschränkung (unabhängig von der Schmerzintensität)
5–6 Beeinträchtigungspunkte, unabhängig von der Schmerzintensität	Grad IV	Hohe schmerzbedingte Funktionseinschränkung (unabhängig von der Schmerzintensität)

◼ **Tabelle 3.5.** Zwei Versionen des Graded Chronic Pain Status im Vergleich

Grad	1990		1992	
	Verteilung unter Mitgliedern einer HMO n=1016		Verteilung unter Mitgliedern einer HMO n=803	
0	Keine Schmerzen	36%	Keine Schmerzproblematik in den vergangenen 6 Monaten	42,3%
I	Einmalige Episode	18%	Schmerzen mit niedriger Intensität, niedrige schmerzbedingte Funktionseinschränkung	19,9%
II	Rekurrente Episoden	37%	Schmerzen mit höherer Intensität, niedrige schmerzbedingte Funktionseinschränkung	22,0%
	Starke oder persistierende Schmerzen...			
III	ohne Aktivitätseinschränkung	4%	Mittlere schmerzbedingte Funktionseinschränkung (unabhängig von der Schmerzintensität)	13,1%
IV	Aktivitätseinschränkung 1–6 Tage	2%	Hohe schmerzbedingte Funktionseinschränkung (unabhängig von der Schmerzintensität)	2,6%
V	Aktivitätseinschränkung 7+ Tage	3%		

Entsprechend dem oben beschriebenen Scoring kann nun eine Beurteilung der Schmerzproblematik und die Graduierung entsprechend der ◼ Tabelle 3.4 durchgeführt werden.

Normwerte

Da der Graded Chronic Pain Status überwiegend in epidemiologischen Studien eingesetzt wird, liegen keine Studien zu Normwerten vor. Hier sollen aus testtheoretischem Interesse die unterschiedlichen Ergebnisse der zwei Versionen des Graded Chronic Pain Status aufgezeigt werden. Beide Versionen wurden an einer sich entsprechenden Population von konsekutiv aufgenommenen Patienten einer HMO geprüft. Für die erste Version zeigten sich ausgeprägte Decken-/Bodeneffekte (ein großer Anteil der Patienten im Grad 0, 1 und 2 bei nur sehr wenig Patienten in Grad 3–5). Durch die Überarbeitung des Testes und Neubewertung der Graduierung konnte eine günstigere Verteilung erzielt werden, die eine differenzierte Analyse erlaubt (◼ Tabelle 3.5).

Testgüte

Eine ganze Reihe von Methoden aus der empirischen Sozialforschung wurde angewandt, um die Güte des Graded Chronic Pain Status zu testen. Die Hierarchie der Grade konnte mit Hilfe einer Guttman-Skala unter einer probabilistischen Testtheorie geprüft werden. Die externe Validität wurde über den Pain Impact Scale Score, die Arbeitsfähigkeit, den SCL-90-R Depression, eine gesundheitliche Selbstbeurteilung, die Einnahme von Opioiden und die Anzahl schmerzbezogener Arztbesuche überprüft. Die GCPS zeigt sich für Vergleichs- und Langzeitstudien als valides und reliables Instrument.

Entwicklung und Intention

Von Korff et al. haben Ende der 1980er Jahre im Rahmen epidemiologischer Studien in einer Health Maintanance Organization (HMO) diese theoretisch und empirisch begründete Graduierung von Schmerzzuständen entwickelt. Sie orientierten sich am Konzept des dysfunktionalen chronischen Schmerzes. In die deutschsprachige Literatur hat sie überwiegend über die Epidemiologie Eingang gefunden.

Recherche

Literatur

Egle UT, Hoffmann SO (1993) Das bio-psycho-soziale Krankheitsmodell. In: Egle UT, Hoffmann SO (Hrsg.) Der Schmerzkranke: 1–17; Schattauer, Stuttgart

Kohlmann Th, Raspe H (1992) Deskriptive Epidemiologie chronischer Schmerzen. In: Geissner E, Jungnitsch G (Hrsg.) Psychologie des Schmerzes; Diagnose und Therapie. Psychologie Verlags Union, Weinheim: 11–23

Kohlmann Th, Raspe H (1994) Zur Graduierung von Rückenschmerzen. Therapeutische Umschau Band 51, Heft 6, 375–379

Türp JC (2000) Diagnostik von Patienten mit chronischen orofazialen Schmerzen. Die deutsche Übersetzung des »Graded Pain Status«. Quintessenz 51: 721–727

Von Korff M, Dworkin, SF, LeReche, L (1990) Graded chronic pain status: an epidemiologic evaluation. Pain, 40: 279–291

Von Korff M, Ormel J, Keefe F (1992) Grading the severity of chronic pain. Pain 50: 133–149

Internet-Links

Graded Chronic Pain Status (GCPS) von und nach von Korff et al. In: http://www.schmerzzentrum.de/eqa/nl_archive/nl_020901.html (geprüft 05.05.2004)

Mainzer Stadiensystem der Schmerzchronifizierung (Mainz Pain Staging System – MPSS)

Einsatzmöglichkeiten

Die Mainzer Chronizierungsstadien stellen eine Systematik dar, mit der der Chronifizierungsprozess einer Schmerzerkrankung beschrieben und das Ausmaß einer Schmerzstörung erfasst werden kann (◘ Abb. 3.1).

Die Krankheitsvorstellung hinter dem MPSS bezieht sowohl schmerzbezogene Aspekte als auch verhaltensbezogene Aspekte der Schmerzkrankheit ein.

Das MPSS kann leicht und unter wenig Aufwand eingesetzt werden. Es liegt eine Fremdrater- (Arzt oder Therapeut) und eine Selbstraterversion

Das Mainzer Stadienmodell der Schmerz-Chronifizierung (MPSS)
Auswertungsformular

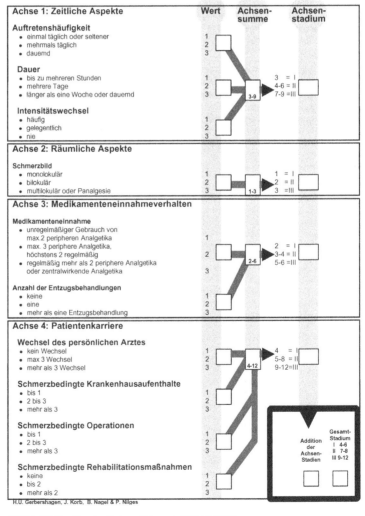

H.U. Gerbershagen, J. Korb, B. Nagel & P. Nilges

◘ **Abb. 3.1** Struktur des Mainzer Schmerzstadiensystems

(Patient) vor. Das MPSS gibt einen guten Überblick über die zu erwartenden therapeutischen Erfolge und rückt ein Behandlungsergebnis so in ein der Schmerzchronifizierung entsprechendes Licht.

Als langjährig erprobtes Instrument hat das MPSS einen wichtigen Stellenwert in der klinischen und gutachterlichen Praxis erlangt. Die Schwächen der Einteilung sind hinlänglich bekannt und wurden im wissenschaftlichen Forum ausführlich diskutiert (▶ s. unten). Für den klinischen Gebrauch steht derzeit kein anderes entsprechendes Instrument zur Verfügung.

Aufbau

Das MPSS ist als ein Fremdbeurteilungsinstrument entwickelt worden. Alle Ergebnisse zu Gütekriterien beziehen sich allein auf die Version als Fremdbeurteilungsinstrument. In einzelnen Schmerzfragebögen wurden Fragenkataloge zur Erstellung eines MPSS-Scores, im Sinne einer Selbstraterversion aufgenommen.

Das MPSS erfasst vier Dimensionen mit insgesamt zehn Achsen:
1. Der zeitliche Aspekt des Schmerzes
2. Der räumliche Aspekt des Schmerzes
3. Das Medikamenteneinnahmeverhalten
4. Die Patientenkarriere

Eine psychologische Achse wurde lange diskutiert, aber aus methodischen Gründen nicht zugefügt.

Auswertung

Die Codierung der Items für die Fremdraterversion erfolgt nach der Handanweisung wie angegeben (▶ s. unten). Die Addition der 10 Achsensummen und Achsenstadien, entsprechend dem vorstehenden Schema, führt zum Gesamtstadium (◧ Tabelle 3.6).

In der Bewertung des Befunds muss beachtet werden, dass über die Dimensionen der Patientenkarriere und einer Achse der Medikamentenanamnese kein Abstieg im Chronifizierungsgrad möglich ist. Dies heißt: Eine

◧ Tabelle 3.6. Codierplan für MPSS

Dimension/Achse	Codiere: 1	2	3
I. Zeitliche Aspekte			
Erläuterungen: ■ Der Fragenkomplex I. bezieht sich auf den Zeitraum der letzten 4 Wochen vor der Erhebung ■ Bei multilokulären Schmerzen beziehen sich die Fragen auf den Hauptschmerz			
1.1 Auftretenshäufigkeit:			
Wie oft traten Ihre (Haupt-) Schmerzen in den letzten 4 Wochen im Allgemeinen (durchschnittlich) auf?	Die Schmerzen treten nicht täglich auf oder treten täglich auf, dauern aber nicht den ganzen Tag an; bestanden keine Schmerzen in den letzten 4 Wochen, wird ebenfalls mit 1 codiert	Die Schmerzen treten mehrmals täglich auf, gehen aber wieder auf Null zurück, es gibt schmerzfreie Intervalle	Die Schmerzen sind bis auf seltene schmerzfreie Momente und Schmerzfreiheit im Schlaf dauernd vorhanden, d. h. der Schmerz geht im Allgemeinen nicht auf Null zurück

Dimension/Achse	Codiere: 1	2	3
1.2 Schmerzdauer:			
Wie lange hielten Ihre (Haupt-) Schmerzen in den letzten 4 Wochen im Allgemeinen an?	Die Schmerzen halten in der Regel bis zu mehreren Stunden oder kürzer an	Die Schmerzen halten meist mehrere Tage, höchstens bis zu 1 Woche lang an	Die Schmerzen halten meist länger als 1 Woche an oder sie sind dauerhaft vorhanden
1.3 Schmerzintensität:			
a) **Bei Dauerschmerz:** *Zeigten Ihre Schmerzen im Allgemeinen Schwankungen in der Stärke, d. h. wechselten die Schmerzen zwischen leichten, mäßigen und starken Schmerzen?*	Schwankungen um 2 oder mehr Skalenwerte (VAS 0–10), zweimal oder öfters pro Woche	Schwankungen um 2 oder mehr Skalenwerte (VAS 0–10), seltener als zweimal pro Woche	Konstante Schmerzintensität
b) **Bei anfallsartigen Schmerzen:** *Traten die Schmerzen in unterschiedlicher Stärke auf, d. h. gab es leichte, mäßig starke und starke Schmerzanfälle?*	Die einzelnen Schmerzanfälle waren zumeist (50% der Anfälle oder mehr) von unterschiedlicher Stärke (mehr als 2 Skalenwerte Differenz [VAS 0-10])	Die einzelnen Schmerzanfälle waren nur zeitweise (unter 50% der Anfälle oder mehr) von unterschiedlicher Stärke (mehr als 2 Skalenwerte Differenz [VAS 0-10])	Die einzelnen Schmerzanfälle hatten (nahezu) immer die gleiche Intensität

Erläuterungen:
- Die Frage 2. bezieht sich auf den Zeitraum der letzten 4 Wochen vor der Erhebung
- *Nachfragen:* Gibt es Haupt- und Nebenschmerzen? Welche Schmerzen gehören für Sie zusammen?
- *Kritische Punkte:* Unterschiedliche Lokalisationen, die vom Patienten als zusammengehörender Schmerz verstanden werden, werden mit 1 codiert (z. B. Kreuz-, Beinschmerzen, die gleichzeitig auftreten und als zusammengehörend erlebt werden). Gleiche Lokalisationen, die mit unterschiedlichen Schmerzen besetzt sind, werden mind. mit 2 codiert (z. B. Dauerkopfschmerzen vom Nacken ausgehend und zusätzlich einseitige attackenartige Kopfschmerzen anderen Charakters).
- Die Schmerzen müssen für den Patienten von Krankheitswert gewesen sein; sie waren mit einer relevanten Beeinträchtigung für den Patienten verbunden

II. Lokularität der Schmerzen

2. Räumliche Aspekte:

An welcher Körperregion litten Sie in den letzten 4 Wochen unter Schmerzen? Wie viele Schmerzbilder konnten Sie dabei unterscheiden?	Der Patient klagt über ein für ihn zusammengehörendes Schmerzbild (an einer oder verschiedenen Regionen des Körpers)	Der Patient klagt über 2 abgrenzbare Schmerzbilder, die an einer oder an mehreren Stellen des Körpers lokalisiert sein können	Der Patient klagt über mehr als 2 voneinander abgrenzbare Schmerzbilder, oder seine Schmerzen nehmen mindestens 50% oder mehr der Körperoberfläche ein

III. Medikamenteneinnahmeverhalten

Erläuterungen:
- Die Frage 3.1 bezieht sich auf den Zeitraum der letzten 4 Wochen vor der Erhebung.
- Schmerzbezogene Medikamente werden in folgende 3 Gruppen eingeteilt:

Gruppe I	Nicht-Opioide Monoanalgetika (u. a. NSAR, Paracetamol, Metamizol)
Gruppe II	Schwach und stark wirksame Opioide
Gruppe III	Analgetika-Mischpräparate, Migränemittel, Muskelrelaxantien, Tranquilizer, Antidepressiva, Neuroleptika, Antiepileptika und Cortisonderivate, sofern sie zur Schmerztherapie eingesetzt wurden.

Dimension/Achse	Codiere: 1	2	3
3.1 Medikamenteneinnahme:			
Haben Sie während der letzten 4 Wochen Medikamente gegen Ihre Schmerzen eingenommen?	Keine Medikamente, oder Einnahme an weniger als 15 Tagen pro Monat	Bis max. 2 Medikamente der Gruppe I, an mehr als 15 Tagen pro Monat	Mehr als 2 peripher wirksame Analgetika, oder ein oder mehr Medikamente aus Opioiden, analgetische Mischpräparate oder Analgetische Komedikation, an mind. 15 Tage pro Monat

3.2 Entzugsbehandlung:

Erläuterungen:
- Die Frage 3.2 bezieht sich auf die gesamte Lebenszeit für die in Frage 2 angegebenen Schmerzlokalisationen
- Ein Entzug (oder Dosisreduktion) wird nur bewertet, wenn er (sie) im Rahmer einer ambulanten oder ärztlichen Behandlung stattgefunden hat
- Eine selbstständige Dosisreduktion muss mit behandlungsbedürftigen Entzugssysmptomen verbunden gewesen sein

Wurde bei Ihnen jemals ein Medikament, das Sie wegen Ihrer Schmerzen einnahmen, entzogen oder versucht, die Dosis wesentlich zu reduzieren?	Keine Entzugsbehandlung oder erhebliche Dosisreduktion in der gesamten Vorgeschichte	Einmalig eine Entzugsbehandlung oder erhebliche Dosisreduktion in der Vorgeschichte	Mehrfachentzugsbehandlung oder erhebliche Dosisreduktion in der Vorgeschichte

IV. Inanspruchnahme

Erläuterungen:
- Der Fragenkomplex IV. bezieht sich auf die gesamte Lebenszeit für die in Frage 2 angegebenen Schmerzlokalisationen
- Es werden nur Arztwechsel wegen erfolgloser Schmerzbehandlung gewertet. Umzug, Schließen der Praxis etc. gelten nicht
- Es werden nur schmerzbezogene stationäre Aufenthalte gewertet. Kuren und Aufenthalte in Rehabilitationseinrichtungen werden unter 4.4 codiert
- Es werden nur hauptsächlich aufgrund der Schmerzen durchgeführte Operationen gewertet
- Operative Eingriffe zur Therapie der Grunderkrankung oder anderer mit der Erkrankung verbundener Symptome werden nicht gewertet (z. B.: Bandscheibenoperation bei schwerer Parese; Versorgung von Frakturen nach Trauma; Adhäsiolyse bei Subileus etc.)
- Bei Kopf-Gesichtsschmerzen sollte nach schmerzbezogenen Zahnextraktionen (eine Sitzung gilt als eine OP) Kieferoperationen und HNO-ärztliche Operationen gefragt werden
- Bei anderen Schmerzen nach endoskopischen Eingriffen (im Bauchraum, an den Gelenken) fragen
- Erfolgte Narbenkorrekturen? (Narbenkorrekturen aus kosmetischen Gründen zählen nicht)
- Es werden alle ambulant und stationär durchgeführten Eingriffe gezählt
- Es werden nur schmerzbezogene Kuren und Aufenthalte in Rehabilitationseinrichtungen gewertet

4.1 Hausarztwechsel:			
Haben Sie wegen nicht erfolgreicher Behandlungsversuche Ihrer Schmerzen jemals Ihren Hausarzt bzw. Ihren persönlichen Arzt gewechselt?	Kein Wechsel des Hausarztes, bzw. des persönlichen Arztes	Maximal 3 × Wechsel des Hausarztes bzw. des persönlichen Arztes	Mehr als ein Wechsel des Hausarztes bzw. des persönlichen Arztes
4.2 Schmerzbezogene Krankenhausaufenthalte:			
Wurden Sie bereits einmal wegen Ihrer Schmerzen stationär in einem Krankenhaus behandelt?	Keine oder eine stationäre schmerzbezogene Krankenhausbehandlung (Diagnostik und/oder Therapie)	2–3 stationäre schmerzbezogene Krankenhausbehandlungen	Mehr als 3 stationäre schmerzbezogene Krankenhausbehandlungen
4.3 Schmerzbezogene Operationen:			
Wurden Sie jemals aufgrund Ihrer Schmerzen operiert?	Keine oder eine schmerzbezogene Operation	2–3 schmerzbezogene Operationen	Mehr als 3 schmerzbezogene Operationen

4.4 Schmerzbezogene Reha- oder Kuraufenthalte:

Waren Sie aufgrund Ihrer Schmerzen jemals zu einem Kuraufenthalt oder zu einer Rehabilitationsmaßnahme?	Keine schmerzbezogene Kur oder Rehamaßnahme	1 oder 2 schmerzbezogene Kuren oder Rehamaßnahmen	Mehr als 2 schmerzbezogene Kur oder Rehamaßnahmen

◘ **Tabelle 3.7.** Validitätsdaten der Mainzer Schmerzstadien (Pioch, 2001)

209 Patienten bei stationärer Aufnahme μ; [Konfidenzintervall]

	Stadium 1	Stadium 2	Stadium 3	One-way ANOVA
VAS	5,6 [5,16; 6,15]	6,67 [6,39; 7,15]	7,09 [6,61; 7,57]	p<,001
CES-D	17,86 [15,46; 20,26]	22,41 [20,23; 24,46]	27,03 [23,95; 30,11]	p<,001
PDI	29,27 [25,91; 32,62]	38,13 [35,56; 41,15]	44,76 [40,97; 48,54]	p<,001

Verbesserung des Befunds bildet sich aufgrund der Konstruktion dieser Einteilung nicht ab. Das Mainzer Stadiensystem eignet sich damit kaum für Verlaufsmessungen.

Normwerte

Es liegen eine Reihe von Studien vor, die die Schmerzstadien auf ihre Diskriminationsfähigkeit überprüft haben (Gerbershagen, 1996; Hildebrandt, 1998; Pioch, 2001; Wurmthaler, 1996). Zur Orientierung werden hier auszugsweise Daten, die im Zusammenhang mit den Skalen der Schmerzdokumentation stehen, wiedergegeben. (◘ Tabelle 3.7; Pioch, 2001)

Testgüte

Mit der MPSS ist versucht worden, ein sehr schwieriges Thema zu systematisieren. Der Versuch ist umstritten, hat sich aber durchgesetzt.

Die externe Validität wurde in mehreren Studien überprüft. Die Korrelationen mit Parametern der Schmerzintensität, der subjektiven Beeinträchtigung, der Stimmungslage und Arbeitsunfähigkeit zeigen eine relativ gute Abbildung von Chronifizierungsfaktoren in einem bio-psycho-sozialen Schmerzmodell.

Als Kritikpunkt wird immer wieder die fehlende psychologische Achse angemahnt. Erstaunlicherweise kann dennoch eine relativ gute Diskriminierung für psychologische Parameter wie z. B. die Stimmungslage nachgewiesen werden (◘ Tabelle 3.7).

Weitere Problembereiche sind die unterschiedliche Verteilung der verschiedenen Krankheitsgruppen, die Decken-/Bodeneffekte bei der Frage nach Entzugsbehandlungen, die Verlaufssensitivität durch fehlende Auf- bzw. Abstiegsmöglichkeiten in den Skalen Entzugsbehandlung, OP-, Krankenhaus- und Rehamaßnahmen.

Zur Interrater-Reliabilität, Retest-Reliabilität und der Frage nach der Möglichkeit, die Items aus Schmerzfragebögen zu übernehmen, liegen keine Daten vor.

Entwicklung

Das Mainzer Schmerzstadienkonzept wurde von einer Forschungsgruppe um Prof. Gerbershagen am DRK-Schmerzzentrum Mainz seit 1986 bis in die 90er Jahre hinein entwickelt. Es liegen eine ganze Reihe von Forschungsarbeiten aus diesem Zentrum bezüglich der Anwendung und Validität des Schmerzstadienkonzepts vor. Anfang der 90er Jahre wurde neben den vier medizinisch orientierten Dimensionen ebenfalls eine psychosoziale Achse entwickelt. Sie wurde letztendlich nicht in die Graduierung aufgenommen. Untersuchungen hatten ergeben, dass sowohl die eher medizinisch zu deutende als auch die psychische Komponente lineare Beziehung zum Behandlungserfolg aufweisen. Beide Komponenten stehen aber, nach einer Untersuchung am Schmerzzentrum Mainz, in einer linearen Unabhängigkeit zueinander.

Dieser Umstand lässt nach testtheoretischen Überlegungen nicht zu, beide Komponenten in einem gemeinsamen Score zusammenzuführen. Das Instrument ist somit bis auf weiteres ohne eine psychosoziale Dimension ausgestattet.

Seit Ende der 90er Jahre fand die heutige Fassung dieser Stadieneinteilung zunehmende Verbreitung im wissenschaftlichen und nun auch im allgemeinen klinischen Bereich. Es liegt inzwischen breite Erfahrung im deutschsprachigen Raum mit diversen Vergleichsstudien vor.

Recherche

Literatur

Gerbershagen HU (1996) Das Mainzer Stadienkonzept des Schmerzes: eine Standortbestimmung. In: Klingler D, Morawitz U (Hrsg.) Antidepressiva als Analgetika. Aktueller Wissenstand und therapeutische Praxis. Arachne, Wien

Gerbershagen HU (1997) Schmerztherapie, ein neuer Bereich ärztlicher Tätigkeit. Ärzteblatt Rheinland-Pfalz; Sonderheft 1997

Gerbershagen HU, Lindena G (1997) Lebensqualität bei Patienten mit Schmerzen. Ein multizentrisches interdisziplinäres Projekt. Poster

Gerbershagen HU, Lindena G, Korb J, Kramer S (2002) Gesundheitsbezogene Lebensqualität bei Patienten mit chronischen Schmerzen. Schmerz 16:271-284. Springer, Berlin Heidelberg New York Tokio

Gralow I (2002) Phänomene der Chronifizierung. In: Gralow I, Husstedt IW, Bothe HW (Hrsg.) Schmerztherapie interdisziplinär. Schattauer, Stuttgart

Hildebrandt J, Pfingsten M, Saur P (1996) Das Göttinger Rücken Intensiv Programm (GRIP) Ein mulitmodales Behandlungsprogramm für Patienten mit chronischen Rückenschmerzen. Teil 1–3 Der Schmerz 10: 190–203, 237–253 und 326–344

Pfingsten M, Schöps P, Wille Th et al. (2000) Chronifizierungsausmaß von Schmerzerkrankungen. Quantifizierung und Graduierung anhand des Mainzer Stadienmodells. Der Schmerz 1: 10–17

Pioch E (2001) Chronische Schmerzen und Lebensqualität. Der prädiktive Wert der Mainzer Schmerzstadien – Outcome-Studie zu einem manualtherapeutischen Behandlungskonzept. Dissertation aus dem Institut für Rehabilitationswissenschaften. Medizinische Fakultät Charité der Humboldt-Universität zu Berlin

Pioch E, Seidel W (2003) Manuelle Medizin bei chronischen Schmerzen – Evaluation eines stationären Behandlungskonzeptes. Schmerz Jan;17(1): 34–43

Pioch E, Seidel W (2003) Manuelle Medizin in der Behandlung chronischer Schmerzsyndrome: Zwei-Jahres-Katamese zu einem Behandlungskonzept im Krankenhaus (nicht-operative Orthopädie und Schmerztherapie). Manuelle Medizin 41(2): 92–104

Wurmthaler CH, Gerbershagen HU, Dietz G (1996) Chronifizierung und psychologische Merkmale. Die Beziehung zwischen Chronifizierungsstadien bei Schmerz und psychophysischem Befinden, Behinderung und familiären Merkmalen. Zeitschrift für Gesundheitspsychologie Sonderdruck Band IV Heft 2: 113–136

Internet-Links

Evaluation and Questionnaire Archive des Schmerzzentrum Mainz: Mainzer Chronifizierungsstadien des Schmerzes. Download für Schmerztherapeuten http://www.schmerzzentrum.de/eqa/results/results.html (geprüft 05.05.2004)

Nasri AF (1992) Erfassung des Schmerzchronifizierungsprozesses mittels des Mainzer Pain Staging Systems (MPSS) nach Gerbershagen. In: http://www.uni-mainz.de/~nasri (geprüft 05.05.2004)

Sommerfelder Befundsystem (SoBs)

Sommerfelder Befundsystem
Skalen für Schmerzerkrankungen des Bewegungssystems

Morphologischer Aspekt
Ausbreitung
- morpholog. Pathologie als Einzelbefund   0
- morpholog. Veränderungen in 2–3 Regionen   1
- morpholog. Veränderungen in 4–5 Regionen   2
  oder Einzelbefund stärkster Ausprägung
- morpholog. Veränderungen > 5 Regionen   3

0 = 0
1–2 = I
3–4 = II
5–6 = III

Morphologie
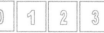

Einflussnahme
- kein morphologischer Befund oder ohne Einfluss   0
- morphol. Befund mit Einfluss   1
- morphol. Befund mit bedeutsamen Einfluss   2
- morphol. Befund mit hoch bedeutsamen Einfluss   3

Funktioneller Aspekt
Einzelbefunde / Komplexbefunde
- Einzelbefund/Region   0
- Regionale Befund   1
- Befunde in > 3 Regionen   2
- Befunde in > 5 Regionen   3

0 = 0
1–2 = I
3–4 = II
5–6 = III

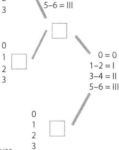

- einzelne Stereotypstörungen   0
- Stereotypstörungen in 2–3 Komplexbewegungen   1
- Stereotypstörungen in > 3 Komplexbewegungen   2
- Stereotypstörungen in > 5 Komplexbewegungen   3

0 = 0
1–2 = I
3–4 = II
5–6 = III

Funktion
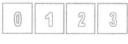

Einflussnahme
- keine funktionellen Störungen oder ohne Einfluss   0
- funktionellen Störungen mit Einfluss   1
- funktionellen Störungen mit bedeutsamen Einfluss   2
- funktionellen Störungen mit hoch bedeutsamen Einfluss   3

Psychologischer Aspekt
- keine psychischen Auffälligkeiten oder ohne Einfluss   0
- psychische Auffälligkeiten mit Einfluss   1
- psychische Auffälligkeiten mit bedeutsamen Einfluss   2
- psychische Auffälligkeiten mit hoch bedeutsamen Einfluss   3

Psychologie

Sozialer Aspekt
- allgemeine soziale Anforderungen ohne Einfluss   0
- erhöhte soziale Anforderungen mit Einfluss   1
- erhöhte soziale Belastungen mit bedeutsamen Einfluss   2
- hohe soziale Belastungen oder Probleme mit hoch
  bedeutsamen Einfluss   3

Soziales

zusätzliche Komorbidität
- keine Komorbidität oder ohne Einfluss   0
- Komorbidität mit Einfluss   1
- Komorbidität mit bedeutsamen Einfluss   2
- Kormorbidität mit hoch bedeutsamen Einfluss   3

Komorbidität
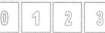

MPSS / Mainzer Chronifizierungsstadium

akutes Geschehen 0

Chronifizierungsstadium .... { 1 2 3

MPSS
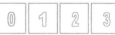

☐ **Abb. 3.2** Sommerfelder Befundsystem

Einsatzgebiet

Das Sommerfelder Befundsystem (SoBs) dient der systematischen Erfassung von akuten und chronischen Erkrankungen des Bewegungssystems innerhalb eines multimodalen Diagnostik- und Behandlungsansatzes (◻ Abb. 3.2).

Ziel ist die Erhebung einer pathogenetischen Aktualitätsdiagnose. Es bedarf eines geschulten Expertenteams aus Ärzten, die in einer funktionellen Diagnostik ausgebildet sind, und psychologischen Schmerztherapeuten, um das SoBs anzuwenden. Damit dient dieses Instrument einer spezialisierten multimodalen Diagnostik, steht aber in seiner Aussage jedem Therapeuten zur Verfügung. (Ähnlich wie das TNM-System der onkologischen Diagnostik von Operateuren, Pathologen und Onkologen gemeinsam erhoben wird, aber jedem Mediziner in seiner Aussage bekannt ist.)

Aufbau

Mit dem Sommerfelder Befundsystem werden schmerzhafte Erkrankungen des Bewegungssystems als ein Zusammenspiel aus vier Einflussebenen beschrieben: morphologische Veränderung, funktionelle Störungen des Bewegungssystems, psychische Belastungen und soziale Einflüsse. Die Komorbidität und das Mainzer Chronifizierungsstadium gelten als Zusatzebenen. Jede Ebene hat einen eigenen Stellenwert in der Entscheidung für die prognostische und therapeutische Einschätzung der Erkrankung.

Die einzelnen Ebenen werden jeweils durch zwei Kriterien bestimmt. Zunächst wird die Ausbreitung bzw. Schwere des Befundes erfasst. Darüber hinaus wird der Einfluss der erhobenen Befunde auf das Krankheitsgeschehen beurteilt. Damit entsteht ein standardisierter Algorithmus aus spezifischer Befunderhebung und Experteneinschätzung zur Relevanz des Befundes.

Morphologische Ebene. Morphologische Pathologien werden in ihrer Ausbreitung auf definierte Körperregionen erfasst. Ihre Einflussnahme auf das aktuelle klinische Bild wird eingeschätzt.

Manualmedizinisch-funktionelle Ebene. Auf Grundlage einer standardisierten Untersuchung erfolgt die Erfassung lokaler, regionaler und verketteter Funktionspathologien und ebenfalls die Einschätzung der Einflussnahme.

Psychologische Ebene. Psychische Faktoren zur Entstehung und Aufrechterhaltung gesundheitlicher Störungen werden identifiziert und nach MASK-P eingeordnet. Die daraus folgenden bio-psycho-sozialen Wechselwirkungen und funktionalen Zusammenhänge werden in ihrem Ausprägungsgrad als psychologischer Einflussfaktor auf die Erkrankung eingeschätzt. Ankerbeispiele dienen als definitorische Vorgaben.

Soziale Ebene. Die soziale Ebene umfasst die Einschätzung sozialer Probleme oder Schwierigkeiten in der Krankheitsentwicklung und/oder im Krankheitsverlauf.

Komorbidität. Die Komorbidität gilt als Zusatzebene. Sie wird erfasst, unterliegt aber bisher keinem speziellen Algorithmus zu Ausbreitung und Einflussnahme.

Schmerzchronifizierung. Als Schweregrad 0 wurde das akute Stadium zugefügt. Ansonsten erfolgt die Zuordnung entsprechend der Anweisung zum MPSS.

Durchführung

Das Sommerfelder Befundsystem wird durch ein Team aus geschulten Ärzten, Psychologen und ggf. Sozialarbeitern erhoben. Es bedarf einer ausführlichen Anamnese und Sichtung der gesamten Voruntersuchungen. Neue apparative Diagnostik kann erforderlich sein. Es folgt eine ausführliche manualmedizinisch-orientierte Basisuntersuchung und ggf. befundorientierte spezielle Untersuchungen. Eine apparative funktionelle Diagnostik kann das Bild abrunden. Eine spezielle Schmerzanamnese mit Erhebung des MPSS (Mainz Pain Staging System) ist erforderlich. Eine ausführliche psychologische Basisdiagnostik mit Erhebung der Befunde nach MASK-P ist zur Darstellung der psychosozialen Ebenen notwendig. Es schließt sich eine Verlaufsdiagnostik und Therapieerprobung an. Die Erhebung des Sommerfelder Befundsystems ergibt sich als Ergebnis eines umfassenden diagnostischen Prozesses.

Normwerte

Erste Studien zu den Eigenschaften dieses Diagnostikinstruments wurden durchgeführt und veröffentlicht. ◘ Abbildung 3.3 gibt die Verteilung der Befundausprägung der einzelnen Ebenen, der konsekutiv aufgenommenen Patienten der Schmerzklinik Sommerfeld (Mai bis Dezember 2003) an.

Zur Reliabilität werden Werte für die Interrater-Reliabilität mit 0,84 (Kendall's Tau) für die morphologische Ebene und 0,73 (Kendall's Tau) in der manualmedizinisch-funktionellen Ebene angegeben. Zur Abschätzung der Validität wurden Korrelationen der einzelnen Achsen des Sommerfelder Befundsystems mit dem FFbH, der ADS, dem PDI und Daten zur ärztlichen Inanspruchnahme gebildet. Es zeigen sich klinisch bekannte Phänomene, die meist gutachterlich viel zu wenig gewürdigt werden. Zum Beispiel kann dargestellt werden, dass eine ausgeprägte morphologische Pathologie nicht unbedingt in gleicher Schwere zu einer subjektiv entsprechenden Behinderungseinschätzung im PDI führen muss. Die Funktionskapazität (FFbH) zeigt dagegen einen linearen Zusammenhang zu den drei Ebenen Morphologie, funktionelle Befunde und auch der psychologischen Ebene. Die ADS erreicht eine signifikante Korrelation von $r=0,59$ (Pearson) mit den psychologischen Befunden. Die ärztliche Inanspruchnahme wird überwiegend aus den psychosozialen Ebenen bestimmt.

Die Verlaufssensibilität wurde bisher nicht untersucht. Insgesamt kann von einer recht guten Reliabilität und Validität des Instruments bei ausreichender Expertenschulung ausgegangen werden.

Entwicklung und Intention

Das Sommerfelder Befundsystem wird seit Ende der 90er Jahre in der Klinik für Manuelle Medizin/Sommerfeld in der Arbeitsgruppe um Seidel et al. entwickelt. Es hat sich aus der praktischen Arbeit einer fachbezogenen Schmerzklinik, die ein multimodales Behandlungskonzept verfolgt, ergeben. Die Entwicklung ist nicht abgeschlossen. Das Instrument wird weiterhin an

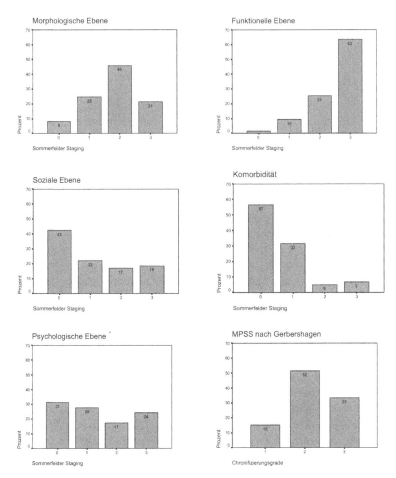

D Abb. 3.3 Verteilung im Sommerfelder Befundsystem bei 90 stationären Schmerzpatienten. (Pioch 2003)

den klinischen Erfordernissen geprüft und angepasst. Weitere Validitätsstudien sind in Arbeit.

Recherche

Literatur

Pioch E, Niemier K, Ritz W (2003) Poster: Validierung des Sommerfelder Stagings. DGSS-Schmerzkongress Münster

Seidel W, Ritz W, Niemier K (2003) Poster: Das »Sommerfelder Staging« – ein Instrument zur multimodalen Diagnostik und Behandlungsplanung akuter, chonifizierungsgefährdeter und chronischer Erkrankungen des Bewegungssystems. DGSS-Schmerzkongress Münster

Seidel W, Ritz W (in Vorbereitung) Das Sommerfelder Befundsystem (SoBs) – ein interdisziplinäres Diagnostikum

Internet-Links

Hellmuth-Ulrici-Kliniken Sommerfeld, Klinik für Manuelle Medizin: Erfassungsbogen: Sommerfelder Befundsystem (2004) In: http://www.ulrici-kliniken.de/index.php?id=145 (geprüft 06.05.2004)

4 Messinstrumente und Testverfahren in der Schmerzmedizin

Für Diagnostik, Dokumentation und Evaluation ist Messen mit den unterschiedlichsten Maßen eine Grundbedingung. In der Medizin wird vieles, fast alles vermessen in der Hoffnung, es fassbar zu machen. Zahlenwerte erscheinen unserem naturwissenschaftlich geprägten Verständnis als eine Möglichkeit, Dinge oder Zustände objektiv zu betrachten und im zeitlichen Verlauf beschreibbar machen zu können.

Messen definiert der Sozialwissenschaftler Bortz (Bortz, 1995) als »eine Zuordnung von Zahlen zu Objekten oder Ereignissen, sofern diese Zuordnung eine homomorphe Abbildung eines empirischen Relativs in ein numerisches Relativ ist.« Einfacher ausgedrückt ist Messen die Übersetzung eines beobachteten Zustands in Zahlenverhältnisse, wobei die Übersetzungsanweisung in einer Skala festgelegt wird.

Bortz definiert weiter, dass Skalen eben diese Bedingungen erfüllen. »Unter einer »Skala« versteht man ein empirisches Relativ, ein numerisches Relativ und eine, die beiden Relative verknüpfende, homomorphe Abbildungsfunktion.« Und das ist es, was wir in der Schmerzmedizin brauchen, nämlich in Zahlen ausdrücken zu können, was wir sonst kompliziert beschreiben müssten.

Skalen unterschiedlicher Rangordnung ermöglichen Aussagen unterschiedlicher Differenziertheit. Für Definitionen und Zustandsbeschreibungen reichen Nominalskalen aus. Schweregradeinteilungen hingegen bedürfen mindestens einer ordinalen Skalierung. Den Vorzug in der Medizin erhalten Intervall- und Verhältnisskalen. Sie eignen sich für Verlaufsbeobachtungen und ermöglichen eine klare Vorstellung von den Differenzen und/oder Verhältnissen zwischen den Maßeinheiten (◘ Tabelle 4.1).

Schmerz messen

Schmerz kann bisher mit keiner einzelnen Skala gemessen werden. Sowohl elektrophysiologische, biochemische, neurophysiologische als auch psychophysiologische Messverfahren können den Schmerz bisher nicht zufriedenstellend erfassen.

Die Schwierigkeit, Schmerz zu messen, scheitert zumeist an der Darstellung des »empirischen Relativs«. Was ist eigentlich Schmerz? Aus was setzt er sich zusammen, was muss also alles mit dem Maß erfasst werden? Hierzu gibt es viele unterschiedliche Antworten, je nachdem, welche Disziplinen diskutieren und welche Krankheitsvorstellungen vorherrschen.

▣ Tabelle 4.1. Skalen

Skalenart	Mögliche Aussage	Beispiele
1. Nominalskala	Gleichheit – Verschiedenheit	Krankheitsklassifikationen
2. Ordinalskala	Größer-Kleiner Relationen	Ränge, Stadien
3. Intervallskala	Gleichheit von Differenzen	Temperatur, Intelligenztest
4. Verhältnisskala	Gleichheit von Verhältnissen	Gewichte, viele Labortests

Mit der Öffnung des klassisch somatischen Ansatzes der Krankheitsvorstellung gegenüber umfassenderen Betrachtungsweisen wurden in den letzten Jahren zunehmend auch Instrumente anderer Fachdisziplinen für die medizinische Diagnostik herangezogen. Damit haben sich insbesondere für die Schmerzmedizin ganz neue Dimensionen der Beschreibung von Schmerzerkrankungen ergeben. Eine der wichtigsten Partnerdisziplinen ist hierbei die Psychologie.

Psychometrische Verfahren sind Messinstrumente, die wie andere in der Medizin übliche Verfahren auch empirische Relative in numerische Relative übersetzen. Nur stellt sich das empirische Relativ meist etwas komplexer, als wir es aus der somatischen Medizin gewöhnt sind, dar. Wo in der naturwissenschaftlich orientierten Medizin das Messen ein klar umrissenes Objekt hat (Gewicht → Masse, Temperaturen → Energie, chemische Zusammensetzungen → Konzentrationen...), so basieren psychometrische Messinstrumente auf Konstruktvorstellungen. Zu diesen Vorstellungen bestehen differenzierte Beschreibungen, was z. B. unter Depression zu verstehen ist, was Lebensqualität beinhaltet oder ab wann wir von einer Angststörung reden. So wie der Kaliumwert des Blutes an sich nicht viel aussagt, wenn nicht die laborspezifischen Normwerte und die Bedeutung des Kaliums im Stoffwechsel mit seiner Konsequenz von zu hohen und zu niedrigen Werten bekannt ist, so sagt ein einzelner Wert einer psychometrischen Skala auch nichts aus, wenn nicht die »Eichmarken« des Tests und die Bedeutung hoher oder niedriger Werte für die Deutung der Konstruktvorstellung bekannt sind.

Schmerzdokumentation in der Praxis verfolgt das Anliegen, dem Nutzer eben diesen Hintergrund der präsentierten Skalen soweit näherzubringen, dass selbst ausgewählt werden kann, welche Instrumente für die zu untersuchenden Patienten sinnvoll erscheinen bzw. welche Ergebnisse wie zu interpretieren sind. Die Aufbereitung ist von der Notwendigkeit zur Kürze, wie es uns der klinische Alltag abverlangt, und mit ausreichendem Sinn fürs Detail, soweit die klinische Relevanz es erfordert, geleitet.

Um einen Überblick über die für die Schmerzmedizin relevanten Verfahren zu erhalten, ist eine gewisse Systematik hilfreich. Es werden die zwei großen Gruppen der Fremdbeurteilungs- und der Selbstbeurteilungsinstrumente unterschieden. Fremdbeurteilungsinstrumente (z. B. MPSS, SoBs) sind zeit- und personalaufwändiger und bedürfen häufig sehr spezifischer Kenntnisse, um die Items codieren zu können. Im Bereich der Schmerzdokumentation mit Schmerzfragebögen werden hingegen überwiegend Selbstbeurteilungsverfahren (VAS, CES-D, KKG, PDI, SES, SF-36) eingesetzt. Hier werden nur zur Auswertung und Interpretation Kenntnisse zur jeweiligen Konstruktvorstellung benötigt. Die Erhebung hingegen ist durch Hilfspersonal möglich.

Weiter lassen sich die Verfahren in syndromübergreifende (generic) Instrumente (z. B. SF-36) und syndromspezifische (z. B. FFbH) Instrumente einteilen. Je nach Einsatzgebiet bieten sie unterschiedliche Aussagen oder können sich spezifisch auf die Problematik der Patienten einstellen. Der Grad der Alltagsnähe ist dabei ein wesentliches Beurteilungskriterium.

Für dieses Handbuch wurde versucht, eine Auswahl der wichtigsten Instrumente für die Schmerzmedizin zusammenzustellen. Dabei stehen für die Graduierung von Schmerzerkrankungen überwiegend Fremdbeurteilungsinstrumente zur Verfügung. Für den Bereich der Schmerzmessung wurden ausschließlich Selbstbeurteilungsinstrumente ausgewählt, da hier ansonsten eine zu hohe Spezialisierung der Anwender erforderlich ist.

Testgüte

Zur Einschätzung von Testinstrumenten werden im Allgemeinen ihre Testgütekriterien herangezogen (◘ Tabelle 4.2). Leider sind für viele Skalen nur ein Teil der Gütekriterien bekannt, da es eines relativ hohen Forschungsaufwands bedarf, sie zu ermitteln. Wenn ein Test entwickelt wird, werden in aller Regel nur eine Auswahl von Testgütekriterien überprüft. Dabei sollten zumindest die drei Bereiche Objektivität, Reliabilität und Validität abgedeckt sein.

Für dieses Handbuch werden Angaben zu den Testgütekriterien nur zusammengefasst wiedergegeben, da sie im klinischen Alltag meist von nachrangigem Interesse sind. Es werden aber Hinweise auf weiterführende Literatur zur Testgüte und zu psychometrischen Eigenschaften aller Skalen aufgeführt.

Messziele

In die Überlegung, welche Messinstrumente eingesetzt werden sollen, sollte das Messziel miteinbezogen werden. Als Messziele kann die Diskrimination von z. B. zwei Krankheitsbildern (Kieler Kopfschmerzfragebogen) oder die Vorhersagekraft/die Prädiktion (Mainzer Schmerzstadien für die Krank-

◘ **Tabelle 4.2.** Testgütekriterien

Testgütekriterien	Spezifizierungen	Beschreibung
Objektivität	— Durchführungsobjektivität — Auswertungobjektivität — Interpretationsobjektivität	Gibt an, in welchem Ausmaß die Testergebnisse vom Testanwender unabhängig sind
Reliabilität	— Retest-Reliabilität — Paralleltestreliabilität — Testhalbierungsreliabilität — Interne Konsistenz (Cronbachs α)	Kennzeichnet die Zuverlässigkeit, mit dem das geprüfte Merkmal gemessen wird. (Sollte über 0,8 sein; 0,8–0,9 gilt als mittelmäßige Reliabilität; >0,9 gilt als hohe Reliabilität)
Validität	— Inhaltsvalidität — Kriteriumsvalidität — Konstruktvalidität	Gibt an, wie gut der Test in der Lage ist, genau das zu messen, was er zu messen vorgibt.

▣ Tabelle 4.3. Zusammenhang von Messziel und Gütekriterium

Messziele Gütekriterien	Diskrimination	Prädiktion	Evaluation
Antwortvorgaben	Trennschärfe	Kriterienbezogenheit	Abgestufte Antwort-vorgaben
Reliabilität	Ausgewogene Antwort-varianz	Ausgewogene Antwort-varianz	Antwortvarianz kann sich verschieben
Validität	Konstruktvalidität im Querschnitt	Kriterienvalidität im Querschnitt	Konstruktvalidität im Längsschnitt
Änderungssensitivität	Nicht relevant	Nicht relevant	Signifikante Änderungs-sensitivität

heitschronifizierung) gewünscht sein. Ebenso werden häufig Messinstrumente zur Evaluation von Behandlungskonzepten eingesetzt. Entsprechend der unterschiedlichen Messziele werden unterschiedliche Anforderungen an die Gütekriterien des betrachteten Verfahrens gestellt (▣ Tabelle 4.3).

Wenn man sich auch nicht an eine eigene Zusammenstellung von Testmaterial für die Schmerzdiagnostik und/oder Dokumentation wagen will, so mögen diese theoretischen Ausführungen doch vielleicht eine kleine Hilfe in der Beurteilung der verwendeten Schmerzfragebögen sein. Zumindest sollten die folgenden Kapitel dazu dienen, eine sorgsame Auswertung und Interpretation der durchgeführten psychometrischen Tests zu ermöglichen.

Recherche

Literatur

Bortz J, Döring N (1995) Forschungsmethoden und Evaluation für Sozialwissenschaftler. Springer, Berlin Heidelberg New York Tokio

Ernst A (1998) Anatomie, Pathologie und Physiologie des Schmerzes. In: Grundlagen der Schmerztherapie. Schmerztherapeutisches Kolloquium e.V. Medizin & Wissen

Fahrenberg J, Myrtek M, Wilk D, Kreutel K (1986) Multimodale Erfassung der Lebenzufriedenheit: Eine Untersuchung an Koronarkranken. Psychotherpaie Psychosomatik Medizinische Psychologie, 36, 347–354

Flöter Th (1998) Grundlagen der Schmerztherapie. Schmerztherapeutisches Kolloquium e.V. Medizin & Wissen

Glier B (1995) Qualitätssicherung in der Therapie chronischen Schmerzes. Ergebnisse einer Arbeitsgruppe der Deutschen Gesellschaft zum Studium des Schmerzes (DGSS) zur psychologischen Diagnostik. Verfahren zur Erfassung kognitiver Schmerzverarbeitung, Schmerzkognition und Schmerzbewältigung. Der Schmerz 9: 206–211

Kastner S, Basler HD (1997) Messen Veränderungsfragebögen wirklich Veränderung? Untersuchung zur Erfolgsbeurteilung in der psychologischen Schmerztherapie. Schmerz 11: 254–262

Kröner-Herwig B (1996) Chronischer Schmerz. Eine Gegenstandsbestimmung. In: Basler HD, Franz C, Kröner-Herwig B, et al. (Hrsg.) Psychologische Schmerztherapie: 3–21

Kröner-Herwig B, Denecke H, Glier B (1995) Qualitätssicherung in der Therapie chronischen Schmerzes. Ergebnisse einer Arbeitsgruppe der Deutschen Gesellschaft zum Studium des Schmerzes (DGSS) IX. Multidimensionale Verfahren zur Erfassung schmerzrelevanter Aspekte und Empfehlungen zur Standarddiagnostik. Der Schmerz 10: 47–52

Röth F, Lehrl S (1973) Eine mehrdimensionale Selbstbeurteilungsskala zur Schmerzerfassung. Arzneim.–Forsch. Drug Research 23: Nr.7

Schmerzfragebögen und -tagebücher

Einsatzbereich

Schmerz**tagebücher** sind ganz unterschiedlich aufgebaut. Sie enthalten immer ein Instrument zur Erfassung der Schmerzintensität (VAS oder NRS). Je nach Einsatzgebiet enthalten sie weitere Messinstrumente und/oder standardisierte Fragenkomplexe. Die Patienten führen sie für einen begrenzten Zeitraum, um während einer Phase der Diagnostik oder der Therapieerprobung einen Einblick in die Problematik zu bekommen und im Verlauf die therapeutischen Effekte zu beurteilen.

Schmerz**fragebögen** werden hingegen überwiegend zur Eingangsdiagnostik und gelegentlich, in größeren Abständen (z. B. halbjährlich), zur Beurteilung des Verlaufs eingesetzt.

Aufbau

Die Schmerztagebücher enthalten meist eine Möglichkeit, die Schmerzintensitäten über mehrere Tage oder Wochen zu dokumentieren. Häufig wird die vegetative Symptomatik und die Medikamentenanamnese mit erfasst.

Schmerzfragebögen enthalten eine Zusammenstellung aus spezifischen schmerzbezogenen Fragen, unterschiedlichen Messinstrumenten und Fragen nach dem sozialen Umfeld. Die verschiedenen Fachgesellschaften bieten unterschiedliche »standardisierte« Fragebögen an, die sich zum Teil erheblich unterscheiden (◘ Tabelle 4.4).

Auswertung

Zu empfehlen ist eine ausführliche Durchsicht der Schmerzfragebögen nach Schrift, Art der Schmerzzeichnung, Kommentaren und Antwortlücken (Missing Values). Hieraus lässt sich schon ein wichtiger Teil an Information über Patienten ablesen. Zusätzlich sollten die Messinstrumente ausgewertet werden und zu bekannten Grenzwerten in Beziehung gesetzt werden. Es bietet sich ggf. eine Kontrolle zu früheren Angaben in Schmerzfragebögen an.

Erfahrungsgemäß erfolgt die Auswertung der Schmerzfragebögen in der klinischen Praxis überwiegend sehr oberflächlich, denn es gibt selbst zu den sog. »standardisierten Fragebögen« keine ausführlichen Handanweisungen. Häufig werden die Items nur direkt betrachtet. Die Zusammenführung der Globalwerte ist zum Teil wenig bekannt oder, wie beim SF-36 oder SF-12, nur EDV-technisch zu lösen.

Hilfreich für die Auswertung der umfangreichen Skalen sind Computerprogramme wie z. B. das QUAST (► Kapitel 8), welches eine schnelle Übersicht der Skalenwerte mit Zuordnung zu den Grenzwerten erlaubt. So sehr diese Programme die statistische Zusammenfassung der Ergebnisse vereinfachen, so viel Information zum einzelnen Patienten geht auch über die technische Umsetzung verloren.

◘ Tabelle 4.4. Standardisierte Schmerzfragebögen

	IABS[1]	STK[2]	DGSS (Version von 1996)[3]	DGSS/ DGS (neue Überarbeitung)[3]
Stadieneinteilung nach Gerbershagen	+	–	(+)	(+)
Schmerzdauer	+	+	+	+
Schmerzintensität (VAS oder NAS)	+	+	+	+
Schmerzempfindung	Liste	SES[4]	SES[4]	Liste (?)
Schmerzlokalisation im Bild	+	+	+	+
88 Schmerzlokalisation allgemein	–	–	+	–
30 Regionen des Hauptschmerzes	-	-	+	–
Comorbidität	+ (Symptome)	+ (Einzelfrage)	+ (Erkrankungen)	+ (Erkrankungen)
Medikation	+	+	+	+
Ärztliche Inanspruchnahme	+	+	+	–
Soziale Umgebung	Offene Fragen	Einzelne Aspekte	Einzelne Aspekte	Einzelne Aspekte
Pain Disability Index	–	+	+	+
Allgemeine Depressionsskala (CES-D)	–	+	+	HADS-D
SF- 36 gesundh.-bezogene Lebensqualität)	–	–	+	SF-12
Bisherige Behandlungen	+	+	–	+

[1] Interdisziplinärer Arbeitskreis Brandenburger Schmerztherapeuten e.V.
[2] Schmerztherapeutisches Kolloquium e.V.
[3] Deutsche Gesellschaft zum Studium des Schmerzes e.V. Deutsche Gesellschaft für Schmerztherapie. Stand 10/2003
[4] SES: Schmerzempfindungsskala

◘ **Tabelle 4.5.** Bezug von Schmerzfragebögen und Kalendern (eine unvollständige Auswahl)

Schmerztagebücher

Heidelberger Schmerztagebuch	Schmerztherapeutisches Kolloquium e.V. Hainstr. 2, 61476 Kronsberg/Ts.
Schmerztagebuch und Kurzfragebogen Schmerz, Schmerztagebuch für Kinder und Jugendliche	Mundipharma GmbH Mundipharmastr. 2, 65549 Limburg (Lahn)
Migränekalender und Informationsblatt	ASTRA GmbH 22876 Wedel
Strukturiertes Schmerzinterview aus dem DGSS-Arbeitskreis Alter und Schmerz, Patiententagebuch, Schmerzdokumentationsbögen, Auswertungs-formulare MPSS, Erstanamnese- und Kurzfragebogen	JANSSEN-Cilag GmbH Raiffeisenstr. 8, 41470 Neuss
Schmerztagebuch/Behandlungsplan (Faltkarte)	Grünenthal GmbH Aachen Steinfeldstr. 2, 52222 Stolberg
Schmerzfragebogen des schmerztherapeutischen Kolloquiums	Schmerztherapeutisches Kolloquium e.V. Hainstr. 2, 61476 Kronberg /Ts.
Fragebogen für Patienten	Hrsg.: Arbeitskreis Schmerztherapie in der Deutschen Gesellschaft für Anästhesie und Intensivmedizin (DGAI) Schmerzambulanz der Universität Göttingen
Schmerzfragebogen der Arbeitsgruppe Dokumen-tation in der Deutschen Gesellschaft zum Studium des Schmerzes (DGSS)	Geschäftsstelle: Klinik für Anästhesiologie und operative Intensivmedizin. Universität Köln Joseph-Stelzmann-Str. 9, 50924 Köln

Schmerzfragebögen

Kurzfragebogen Schmerz (Übersetzung) der Pain Research Group, Department of Neurology, University of Wisconsin-Madison Medical School	Mundipharma GmbH Mundipharma Str. 2, 65549 Limburg (Lahn)
Schmerzfragebogen des Schmerztherapeutischen Kolloquiums und Heidelberger Schmerztagebuch	Schmerztherapeutisches Kolloquium e.V. Hainstr. 2, 61476 Kronberg /Ts.
Fragebogen für Patienten	Arbeitskreis Schmerztherapie in der Deutschen Gesellschaft für Anästhesie und Intensivmedizin (DGAI), Schmerzambulanz der Universität Göttingen.
Schmerzfragebogen der Arbeitsgruppe Dokumen-tation in der Deutschen Gesellschaft zum Studium des Schmerzes (DGSS) und Verlaufs-Fragebogen	DGSS-Geschäftsstelle: Klinik für Anästhesiologie und operative Intensivmedizin. Universität Köln Joseph-Stelzmann-Str. 9 50924 Köln
Standardisierter Schmerzfragebogen und Verlaufs-dokumentation für das Land Brandenburg	Interdisziplinärer Arbeitskreis Brandenburger Schmerz-therapeuten e.V. (IABS), Karl Marx Str. 42, 14482 Potsdam-Babelsberg
Schmerzfragebogen der Klinik für Manuelle Medizin	Klinik für Manuelle Medizin/Sommerfeld an den Hellmuth-Ulrici-Kliniken, Waldhausstraße, 16766 Kremmen

Praxisspezifische Zusammenstellung

Als Minimalempfehlung für die praxisspezifische Zusammenstellung einer Schmerzdokumentation werden von einer Arbeitsgruppe der DGSS zur psychologischen Diagnostik folgende Basisvariablen empfohlen:

- Schmerzintensität
- Dauer der Schmerzen
- Schmerzrelevante Medikamente
- Schmerztherapeutische Maßnahmen (einschließlich selbstkontrollierter Übungen der Patienten)

Je nach Schwerpunkt des Einsatzgebiets kommen noch folgende weitere Variablen hinzu:

- Schmerzlokalisation
- Schmerzqualität
- Ausmaß körperlicher Aktivität
- Beeinträchtigungserleben
- Stimmung durch den Schmerz
- Wichtige Ereignisse
- Positive Erfahrungen, Empfindungen
- Möglichkeit der Beeinflussung
- Copingstrategien
- Weitere Beschwerden, Begleitsymptome
- Erfolgserwartung bzgl. der Therapie

Entwicklung

Schmerztagebücher sind im Laufe der Jahre in Hülle und Fülle entwickelt worden. In Deutschland sind an die 30 und mehr verschiedene Ausgaben in Umlauf. Die meisten werden von den jeweiligen Einrichtungen für ihre spezifische Patientengruppe zusammengestellt. ◘ Tabelle 4.5 gibt einen Überblick über eine Auswahl von Anbietern.

Recherche

Literatur

DGSS Deutsche Gesellschaft zum Studium des Schmerzes e.V. Fragebogen für Schmerzpatienten. Klinik für Anästhesiologie, Universität Köln

Flöter Th (1998) Grundlagen der Schmerztherapie. Schmerztherapeutisches Kolloquium e.V. Medizin & Wissen

Interdisziplinärer Arbeitskreis Brandenburger Schmerztherapeuten e.V. (IABS) Standardisierter Schmerzfragebogen und Verlaufsdokumentation für das Land Brandenburg. Geschäftsstelle: Evangelisches–Freikirchliches Krankenhaus, Rüdersdorf

Nagel G, Gershagen HU, Linden G, Pfingsten M (2002) Entwicklung und empirische Überprüfung des Deutschen Schmerzfragebogens der DGSS. Schmerz 16(4):263-70. Springer, Berlin Heidelberg New York Tokio

Scholz OB (1996) Schmerzmessung. In: Psychologische Schmerztherapie. In: Basler HD, Franz C, Kröner-Herwig B et al. (Hrsg.): 267–289

Internet-Links

Zusammenfassung der Entwicklung des Deutschen Schmerzfragebogens der DGSS. In: http://www.medizin.uni.koeln.de/projekte/dgss/Schmerzfragebogen.html (geprüft 02.05.2004)

Schmerzintensität

Ratingskalen

VAS - Visuelle Analog-Skala

Machen Sie ein Kreuz an der Stelle der Skala, die der Stärke Ihrer Schmerzen entspricht, wie z.B. auf einem Thermometer.

keine Schmerzen   stärkste
                                                        vorstellbare Schmerzen

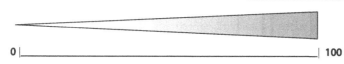

0 |_____| 100

◨ **Abb. 4.1.** Visuelle Analogskala (VAS)

Numerische Rating Skala

Machen Sie ein Kreuz an der Stelle der Skala, die der Stärke Ihrer Schmerzen entspricht, wie z.B. auf einem Thermometer.

keine Schmerzen   stärkste
                                                        vorstellbare Schmerzen

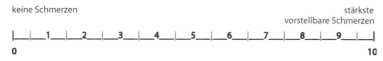

◨ **Abb. 4.2.** Numerische Ratingskala (NRS)

VRS - Verbale Ratingskala

[ ]   kein Schmerz

[ ]   leichter Schmerz

[ ]   mittelstarker Schmerz

[ ]   starker Schmerz

[ ]   unerträglicher Schmerz

◨ **Abb. 4.3.** Verbale Ratingskala (VRS)

Einsatzbereich

Eindimensionale Skalen zur subjektiven Einschätzung der Schmerzintensität haben ein fast unbegrenztes Einsatzgebiet, da sie leicht an jede Situation anzupassen sind. Sie werden sowohl in der Erstanamnese von Schmerzpatienten regelmäßig in Klinik und Praxis eingesetzt als auch als Verlaufsinstrument in Schmerztagebüchern oder -protokollen genutzt.

Visuelle Analogskala. Die VAS bietet sich an, wenn die Erinnerungsfähigkeit des Patienten für vorangegangene Angaben, Krankheits- oder Therapiegewinn minimiert werden soll. Bei wiederholter Anwendung bezieht sich der Patient überwiegend auf seine momentane Einschätzung.

Numerische Ratingskala. Die NRS kann ohne weitere Hilfsmittel im einfachen Patientengespräch erfragt werden, was die Handhabung sehr einfach macht. Sie lässt dem Patienten eine einfache Vergleichsmöglichkeit zu früheren Aussagen. Nicht nur für Kinder bietet sich die Einteilung über die Smiley-Analogskala an, die einfach in eine numerische Skala übersetzt werden kann. Sie umfasst in viel stärkerem Maße auch die Stimmungslage des Patienten (▶ Kap. 6).

Verbale Skala. Diese Skalen geben hingegen sehr eingeschränkt und weniger differenziert die momentanen Schmerzen wieder, eignen sich jedoch ohne weiteres im Zusammenhang mit epidemiologischen Studien.

In vielen Schmerzfragebögen wird differenziert nach den folgenden Punkten gefragt:

- Größter vorkommender Schmerz
- Durchschnittlicher Schmerz
- Momentane Schmerzstärke
- Bei erfolgreicher Behandlung erträglicher Schmerz

Es bietet sich an, durch eine Zeitangabe (z. B. in der letzten Woche) die Frage zu präzisieren. Über Schmerzprotokolle, die mehrfach täglich den momentanen Schmerz abfragen, lassen sich ebenfalls die ersten drei Punkte verfolgen.

Durchführung

Ratingskalen sind im Allgemeinen sehr effektive Instrumente mit einer kurzen Darbietungsdauer, rascher Anwendbarkeit, guter Sensitivität und befriedigendem Instruktionsverständnis. Der Patient wird auf die beiden Extreme und ihre Bedeutung hingewiesen, Vergleiche mit einem Fieberthermometer bieten sich an.

Auswertung

Die Auswertung der unterschiedlichen Ratingskalen erklärt sich weitestgehend selbst. Hier soll nur auf einige Besonderheiten hingewiesen werden:

- Als Single-Item-Verfahren kann keine Aussage über die Facettenvielfalt des Schmerzerlebens getroffen werden. D. h. die Einflüsse von Schmerzbehandlungen können nicht differenziert gemessen werden. Es bleibt unklar, welche Dimension der Schmerzempfindung (z. B. affektive oder sensorische) gerade vorherrscht und durch die Behandlung beeinflusst werden konnte. Diese Verfahren sollten daher nicht als alleinige Beurteilungsinstrumente für z. B. Therapieerfolge herangezogen werden.
- Es ist zu beachten, dass immer eine individuelle Metrik gemessen wird. Die interindividuelle Vergleichbarkeit ist nicht gegeben, da die Einflussfaktoren des Schmerzerlebens von Patient zu Patient stark variieren.
- Auch intraindividuell kann sich die Schmerzeinschätzung durch einschneidende Erlebnisse (Geburten, Unfälle, Operationen...) verändern, so dass Schmerzverläufe nicht arithmetisch zu betrachten sind.

━ Einzelmessungen sind in der Regel wenig aussagekräftig, da die tages-
zeitlichen oder belastungsabhängigen Schmerzverläufe nicht erfasst
werden. Deshalb sollten je nach Patientenkollektiv zumindest zeit-
weise Protokolle mit 3–12mal täglichen Messzeitpunkten geführt werden.

Normwerte

Inzwischen gilt die subjektive Schmerzintensität als ein fast unerlässlicher
Parameter für Studien zum chronischen Schmerz. Sie wird insbesondere für
Verlaufsmessungen immer wieder herangezogen, obwohl die Messeigen-
schaften bisher denkbar schlecht untersucht worden sind.

Die Höhe der subjektiven Schmerzintensität zeigt eine spezifische Verteilung in den Chronifizierungsstadien (MPSS). Pateinten mit einer ge-
ringen Chronizität (Stadium 1) geben im Mittelwert eine statistisch signifikant niedriger liegende Schmerzintensität an als Patienten im Stadium 2
und 3. Zur klinischen Beurteilung ist es wichtig, eine Vorstellung davon
zu bekommen, welche Therapieeffekte mit dem jeweiligen Instrument in
welcher Größenordnung zu messen sind. Hierzu können Hinweise der
◨ Tabelle 4.6 entnommen werden. Die Daten sind einer Studie aus 90 stationären Patienten mit chronischen Schmerzen des Bewegungssystems
entnommen.

Testgüte

Mehrere Studien zur Reliabilität der Ratingskalen wurden in den 80iger
Jahren durchgeführt. Scholz (1996) fasst die Ergebnisse zusammen und be-
richtet von einer raschen Anwendbarkeit, kurzer Darbietungsdauer, guter
Sensitivität und befriedigendem Instruktionsverständnis. Die unterschied-
lichen Instrumente erbringen weitestgehend übereinstimmende Ergebnisse.
Das Skalenniveau ist allerdings niedrig und interindividuell unterschiedlich.

◨ **Tabelle 4.6.** Schmerzintensität im Verlauf eines multimodalen Behandlungsprogramms (Pioch, 2003)

$(\mu \pm s)^*$ n=90 [95%-KI]*	t_1 (Aufnah-me)	t_2 (Entlas-sung)	t_3 (nach 6 Wochen)	Mean Differenz $t_1 <-> t_3$	Gepaar-ter t-Test $t_1 <-> t_3$	t_4 (n. 2 Jahren) n=59	Mean Differenz $t_1 <-> t_3$	Gepaar-ter t-Test $t_1 <-> t_4$
Gesamte Stichprobe	6,4 ± 1,8	4,7 ± 2,4	4,3 + 2,4	2,1	p<0,001	5,9 ± 2,0	/	p=0,08
MPSS-Stadium 1	5,5 1 2,0 [5,16; 6,15]	3,0 1 1,9	3,2 1 1,9	2,3	p<0,001	5,2 ± 2,3	/	n.s.
MPSS-Stadium 2	6,8 1 1,6 [6,39; 7,15]	5,4 1 2,2	4,5 1 2,9	2,2	p<0,001	5,9 ± 2,1	0,9	n.s. n=27; p=0,060
MPSS-Stadium 3	6,3 1 1,9 [6,61; 7,57]	5,4 1 2,8	5,2 1 2,7	1,1	p<0,004	6,7 1 1,6	/	n.s.

*gewichtet

Auch der prädiktive Wert der so gemessenen Schmerzintensität bezüglich eines Behandlungserfolges bleibt gering.

Entwicklung und Intention

Die Schmerzintensität zu erfassen ist lange Zeit eine der primären Intentionen in der Schmerzforschung gewesen. Es sind viele Verfahren entwickelt und auch wieder verworfen worden, Schmerz zu objektivieren.

Elektrophysiologische Methoden:	Elektromyographie Evozierte Potenziale
Biochemische Methoden:	Endorphinbestimmungen Liquoruntersuchung
Neurophysiologische Methoden:	Perkutane Neurographie Reflexalgisiometrie
Psychophysiologische Methoden:	Thermographie Blutfluss- oder Blutvolumenregistrierungen Polygraphische Registrierung

Alle Verfahren bedürfen eines erheblichen instrumentellen und materiellen Einsatzes, ohne klinisch wertvolle Daten zu erhalten. Schmerz unterliegt einer Fülle von Einflussfaktoren (u. a. emotionale, psychosoziale, wahrnehmungsgeleitete und behaviorale Faktoren), die eine »Objektivierung« fast unmöglich machen, oder zumindest nicht für den klinischen Alltag sinnvoll erscheinen lassen. Aus diesem Dilemma hat sich die subjektive Schmerzerfassung mit unterschiedlichen Skalen im klinischen Alltag durchgesetzt und ist daraus auch nicht mehr wegzudenken.

Die subjektive Bewertung der Schmerzen durch den Patienten birgt den Vorteil, dass der Anteil der Schmerzen dokumentiert wird, der zur Inanspruchnahme der Gesundheitsdienste führt. Schmerzen, die im Leben integriert werden können, treten weitestgehend aus dem Betrachtungsfeld heraus.

Recherche

Literatur

Bortz J, Döring N (1995) Forschungsmethoden und Evaluation für Sozialwissenschaftler. Springer, Berlin Heidelberg New York Tokio

Flöter Th (1998) Grundlagen der Schmerztherapie. Schmerztherapeutisches Kolloquium e.V. Medizin & Wissen

Geissner E, Dalbert C, Schulte A (1992) Die Messung der Schmerzempfindung. In: Geissner E, Jungitsch G (Hrsg.) Psychologie des Schmerzes: Diagnose und Therapie

Pioch E (2001) Chronische Schmerzen und Lebensqualität. Der prädiktive Wert der Mainzer Schmerzstadien - Outcome-Studie zu einem manualtherapeutischen Behandlungskonzept. Dissertation aus dem Institut für Rehabilitationswissenschaften. Medizinische Fakultät Charité der Humboldt-Universität zu Berlin

Pioch E, Seidel W (2003) Manuelle Medizin bei chronischen Schmerzen – Evaluation eines stationären Behandlungskonzeptes. Schmerz Jan;17(1):34–43

Pioch E, Seidel W (2003) Manuelle Medizin in der Behandlung chronischer Schmerzsyndrome: Zwei-Jahres-Katamese zu einem Behandlungskonzept im Krankenhaus (nicht-operative Orthopädie und Schmerztherapie). Manuelle Medizin 41(2): 92–104

Redegeld M, Weiß L, Denecke H (1995) Qualitätssicherung in der Therapie chronischen Schmerzes. Ergebnisse einer Arbeitsgruppe der Deutschen Gesellschaft zum Studium des Schmerzes (DGSS) zur psychologischen Diagnostik. II. Verfahren zur Erfassung des Schmerzerlebens. III. Verfahren zur Erfassung des Schmerzverhaltens. IV. Verfahren zur Erfassung der Schmerzintensität. Der Schmerz 9: 151–158. Springer, Berlin Heidelberg New York Tokio

Scholz OB (1996) Schmerzmessung. In: Psychologische Schmerztherapie. In: Basler HD, Franz C, Kröner-Herwig B et al. (Hrsg.): 267–289

Willweber-Strumpf A. (2002) Schmerzmessung und ihre klinische Wertigkeit. In: Gralow I, Husstedt IW, Bothe HW (Hrsg.) Schmerztherapie interdisziplinär. Schattauer, Stuttgart

Schmerzzeichnung/Schmerzausbreitung

Körperschema (◘ Abb. 4.4)

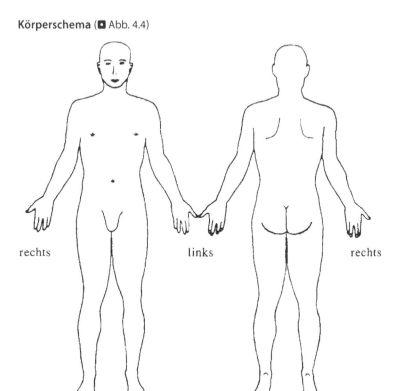

rechts   links   rechts

◘ **Abb. 4.4.** Körperschema (in Anlehnung an das Körperschema des DGSS-Schmerzfragebogens)

	Links	Mitte	Rechts
Mund/Gesicht/Kopf	( )	( )	( )
Hals-/Nackenbereich	( )	( )	( )
Schulter/Arm/Hand	( )	–	( )
Brustkorb/obere Rückenhälfte	( )	( )	( )
Bauchbereich	( )	( )	( )
Untere Rückenhälfte/Gesäß	( )	( )	( )
Hüfte/Bein/Fuß	( )	–	( )
Beckenbereich	( )	( )	( )
Geschlechtsorgane/After	( )	( )	( )
Mehrere Gelenke	( )	–	( )
Gesamter Körper	( )	( )	( )

Einsatzbereich

Die Schmerzzeichnung wird heute in allen Versionen der Schmerzdokumentation eingesetzt. Mindestens bei der Erstanamnese gehört eine Schmerzzeichnung durch den Patienten dazu, um das ganze Gebiet der Schmerzen und Hinweise auf die Schmerzausbreitung zu erfassen (◘ Abb. 4.4). Zusätzlich werden Schmerzregionen oder auch *Haupt*schmerzregionen zum Ankreuzen in Schmerzfragebögen angeboten, was sich leichter für die Statistik aufbereiten lässt.

Aufbau

Für die Schmerzzeichnung gibt es ganz unterschiedliche Versionen, mit Seit- und Schrägansichten oder gesonderten Kopfbildern. Der Dattelner Schmerzfragebogen für Kinder und Jugendliche bietet eine eigene, sehr sympathische Vorlage für dieses Patientenklientel an.

Die angegebenen Schmerzregionen, wie sie hier aus dem DGSS Schmerzfragebogen von 1996 übernommen wurden, entsprechen der ersten Achse der IASP-Klassifikation (► Kap. 2).

Auswertung

Von Patienten angefertigte Schmerzzeichnungen zeigen eine große Variationsbreite. Zwischen sehr kleinen Kreuzchen und Pfeilchen und einem fast ganz ausgemalten Körper mit vielen zusätzlichen Anmerkungen ist alles zu finden. Die Zeichnungen hinterlassen häufig einen sehr bezeichnenden Eindruck, der zum Patienten passt. (Deshalb ist von einer EDV-gestützen Version der Schmerzzeichnung abzuraten.) Pfingsten (2003) verweist auf die relativ hohe Güte eines globalen ärztlichen Urteils im Vergleich zu der kriterienorientierten Auswertung nach Ransford (1976) (◘ Tabelle 4.7).

Testgüte

Die Forschung zu Schmerzzeichnungen sind im Vergleich zu ihrer hohen Einsatzfrequenz erstaunlich gering.

Es finden sich nur wenige Studien zur Interrater-Reliabilität, die eine hohe Übereinstimmung bestätigen. Ohnmeiss (2000) hat die Retest-Reliabilität der Schmerzzeichnungen untersucht. Er beschreibt eine hohe Übereinstimmung der wiederholten Schmerzzeichnung von Patienten, die nach einem Behandlungsintervall keine Schmerzveränderung angegeben hatten. Der Untersuchungszeitraum umfasste im Durchschnitt 244,2 Tage (Range 26–1197). Pfingsten (2003) hat in seiner Untersuchung zu Schmerzzeich-

◘ **Tabelle 4.7.** Kriterien der qualitativen Bewertung von Schmerzzeichnungen nach Ransford. (Aus: Pfingsten, 2003)

Kriterium	Kategorie und Punktzahl
Achse 1: Physiologisch inadäquate Darstellung	Maximal 2 Punkte
Achse 2: Expansion oder Übertreibung	Maximal 4 Punkte
Achse 3: Übermäßige Erklärung und Kennzeichnung	Maximal 5 Punkte
Achse 4: Zusätzliche Schmerzlokalisation	Maximal 2 Punkte

nungen eine Retest-Reliabilität von r=0,82 bei einem Zeitabstand von 48,9 Tagen (Range 6–84) gefunden. Als Folge der guten Retest-Reliabilität muss allerdings die Verlaufssensibilität als relativ niedrig eingeschätzt werden.

Interessant sind die Ergebnisse von Pfingsten et al. (2003), die die Hypothese untersucht haben, dass psychologische Faktoren sich in der Schmerzzeichnung niederschlagen würden. Die kriteriumsbezogene Validität der Ransfordbeurteilung von Schmerzzeichnungen wurde anhand eines differenzierten psychologischen Urteils überprüft. Als Ergebnis konnte ein positiver prädiktiver Wert von 50%, was der Präzision des Zufalls entspricht, herausgearbeitet werden. Allerdings beträgt der negative prädiktive Wert 85%, »womit ausgesagt wird, dass es einfacher und treffsicherer ist, von einer unauffälligen Schmerzzeichnung auf das Nichtvorliegen psychischer Auffälligkeiten zu schließen, als von einer auffälligen Schmerzzeichnung auf das Vorliegen psychischer Auffälligkeiten.« Weiter bestätigen sie, dass das globale ärztliche Urteil eine bessere Entscheidungsgüte in Bezug auf psychische Auffälligkeiten als das Ransford-Verfahren hat. (Will sagen, die ärztliche Erfahrung ist manchmal mehr wert, als irgendeine kriteriumsgeprüfte Skala!)

Zur Auswertung der Angaben zur Schmerzlokalisation liegen kaum Daten vor. Sie werden in aller Regel nur zur Beschreibung der Patientenpopulationen in epidemiologischen Studien ausgewertet. Aus einer eigenen Studie ist eine mittlere Anzahl von Schmerzregionen bei stationär aufgenommenen Schmerzpatienten von 5,8 ±4,0 (μ ± s) bekannt. Für Verlaufsmessungen eignet sich die Schmerzausbreitung nicht (Pioch, 2001).

Recherche

Literatur

Margolis RB, Tait RC, Krause SJ (1986) A rating system for use with patient pain drawings. Pain Jan;24(1): 57–65

Ohnmeiss DD (2000) Repeatability of pain drawings in a low back pain population. Spine. Apr 15;25(8): 980–8

Pfingsten M, Baller M, Liebeck H, Strube J, Hildebrandt J, Schöps P (2003) Gütekriterien der qualitativen Bewertung von Schmerzzeichnungen (Ransford-Methode) bei Patienten mit Rückenschmerzen. Schmerz 17: 332–340

Pioch E (2001) Chronische Schmerzen und Lebensqualität. Der prädiktive Wert der Mainzer Schmerzstadien – Outcome-Studie zu einem manualtherapeutischen Behandlungskonzept. Dissertation aus dem Institut für Rehabilitationswissenschaften. Medizinische Fakultät Charité der Humboldt-Universität zu Berlin

Ransford AO, Cairns DC, Mooney V (1976) The Pain drawings an aid to the psychologic evaluation of patient with low-back pain. Spine1: 127–134

Fragebogen zur Selbstbeurteilung der Arbeitsbelastung (ARB-B)

Bitte kreuzen Sie an, ob Sie regelmäßig den folgenden Belastungen am Arbeitsplatz ausgesetzt sind. Wenn eine Belastung bei Ihnen vorkommt, geben Sie bitte auch an, ob Sie deswegen regelmäßige Rückenbeschwerden haben!

( ) Ich beziehe mich auf meinen derzeitigen Arbeitsplatz.

( ) Ich beziehe mich auf meinen letzten Arbeitsplatz, da ich zurzeit arbeitslos bin.

		Ja, Belastung kommt vor	Ja, Belastung führt zu Beschwerden	Trifft nicht zu
01	Wechselschicht	( )	( )	( )
02	Nachtschicht	( )	( )	( )
03	Überstunden	( )	( )	( )
04	Überwiegendes Sitzen	( )	( )	( )
05	Überwiegendes Stehen	( )	( )	( )
06	Überwiegendes Gehen	( )	( )	( )
07	Gleichförmige Arbeitshaltung	( )	( )	( )
08	Länger dauernde Zwangshaltung	( )	( )	( )
09	Überkopfarbeit	( )	( )	( )
10	Häufiges Bücken	( )	( )	( )
11	Häufiges Treppensteigen/ Klettern/Gehen auf unebenem Boden	( )	( )	( )
12	Schwere Arbeit	( )	( )	( )
13	Heben und Tragen schwerer Lasten	( )	( )	( )
14	Nässe, Kälte, Zugluft	( )	( )	( )
15	Hitzearbeit	( )	( )	( )
16	Staub, Dämpfe, Gase, Geruchsbelästigung	( )	( )	( )
17	Schmutzarbeit, hautreizende/allergisierende Substanzen	( )	( )	( )
18	Arbeiten mit Gummistiefeln, -handschuhen	( )	( )	( )

19	Anforderungen an volles Sehvermögen	()	()	()
20	Anforderungen an volles Hörvermögen	()	()	()
21	Besondere geistige, seelische Beanspruchung	()	()	()
22	Taktgebundene Arbeit/ Arbeit unter Zeitdruck	()	()	()
23	Arbeiten an Steuerungs-einrichtungen	()	()	()
24	Arbeiten mit Publikums-verkehr	()	()	()
25	Tätigkeit in Lebensmittel-betrieben	()	()	()
26	Arbeit an laufenden Maschinen/Arbeiten mit Starkstrom	()	()	()
27	Arbeiten mit Absturz-gefahr, auf Leitern und Gerüsten	()	()	()
28	Lärmarbeiten	()	()	()
29	Langanhaltende Vibratio-nen und Erschütterungen	()	()	()
30	Arbeiten, die besondere Fingerfertigkeiten erfordern	()	()	()
31	Sonstige:	()	()	()
	Σ	() APB-Score	() BVB-Score	()

Einsatzbereich

Der Arbeitsbelastungsbogen (ARB-B) ist ein wertvolles Instrument in der Einschätzung von krankheitsrelevanten Arbeitsbelastungen. Die differenzierte Anamneseerhebung einschließlich der Erfassung des beruflichen Anforderungserlebens bildet bei orthopädischen Schmerzpatienten, zusammen mit der funktionellen Befunderhebung, die Grundlage für eine gezielte rehabilitative Therapie. Der Arbeitsbelastungsbogen bietet hierbei in überschaubarer Zeit und ohne großen Aufwand eine Orientierung über die am Arbeitsplatz vorliegenden Belastungen und über die aus Patientensicht beschwerdeverursachenden Arbeitsbelastungen.

Der Arbeitsbelastungsbogen ist bisher ein relativ unbekanntes Instrument in der Schmerzmedizin, kann aber bei gezieltem Einsatz gute Dienste leisten.

Aufbau

Der Arbeitsbelastungsfragebogen setzt sich aus 30 Items mit bekannten Belastungssituationen im Arbeitsleben zusammen. Als Antwortmöglichkeiten wird die Belastung an sich und die Tatsache, dass diese zu Beschwerden führen, unterschieden. Die Items sind kompatibel mit den Dimensionen der Entlassungsberichte für die gesetzlichen Rentenversicherungsträger.

Auswertung

Zur Interpretation der Ergebnisse des Arbeitsbelastungsbogens (ARB-B) wird vor allem ein qualitatives und erst in zweiter Linie ein orientierendes quantitatives Herangehen empfohlen.

Qualitative Auswertung

Die vom Patienten bezeichneten Tätigkeitsmerkmale bzw. Belastungen ergeben eine Aufzählung der am betreffenden Arbeitsplatz regelmäßig erlebten Anforderungen und ermöglichen Rückschlüsse auf die vorkommenden *Arbeitsbelastungen*. Die von Patienten angegebenen Rückenbeschwerden verursachenden Belastungen hingegen stellen eine Aufzählung der am betreffenden Arbeitsplatz regelmäßig erlebten biomechanisch ungünstigen Wirbelsäulenbelastungen dar. Letztgenannte Angaben erlauben Rückschlüsse auf die vorkommende *Arbeitsbeanspruchung*. Hierauf kann die weitere Anamnese und Befunderhebung sowie ein spezielles arbeitsplatzbezogenes Therapieprogramm aufgebaut werden.

Quantitative Auswertung

Eine quantitative Analyse erhält nur ihre Gültigkeit bei vollständiger Itemzahl.

Hat der Patient den Fragebogen vollständig ausgefüllt, so lassen sich die angegebenen Items einfach aufsummieren.

> Arbeitsplatzbelastung (APB-Score) = Anzahl der Markierungen Spalte 1; Beschwerde verursachende Belastungen (BVB-Score) = Anzahl der Markierungen Spalte 2

Für Forschungsvorhaben (z. B. in der Rehabilitation) werden in einem Anwenderset durch die Autoren eine Liste von Definitionen gegeben, die berücksichtigt werden sollten.

Normwerte

Eine Normierung und Validierung im Sinne standardisierter Testverfahren wurde für diesen Fragebogen bisher nicht durchgeführt. Als Beurteilungshilfe stehen Daten aus einer Vergleichsstichprobe von chronischen Rückenschmerzpatienten (N=203, 151 Männer, 52 Frauen, Alter 46,6 ± 8,4) zur Verfügung (◘ Tabelle 4.8).

Entwicklung und Intention

Der Arbeitsbelastungsbogen ist aus der praktischen Arbeit mit Rehabilitanden der Bad Colberg-Klinik entstanden. Die Entwicklung war primär aus praktischen Erwägungen geleitet, ein wissenschaftlicher Anspruch wird nicht erhoben.

◨ Tabelle 4.8. Vergleichsdaten Arb-B

	Stichprobe $\mu \pm s$	Auffällige Werte
APB-Score ♂	16 ± 7	APB-Score >23
APB-Score ♀	12 ± 6	APB-Score >19
BVB-Score ♂	9 ± 5	BVB-Score >14
BVB-Score ♀	7 ± 5	BVB-Score >12

Für die Erstpublikation im Jahr 2002 wurde eine Datenerhebung an 206 Rehabilitanden, bestehend aus chronischen Rückenschmerzpatienten, durchgeführt. Auf diese Grundgesamtheit beziehen sich die Vergleichsdaten der orientierenden quantitativen Auswertung. Es ist durchaus denkbar, zur allgemeinen qualitativen Analyse bzw. klinischen Routineanwendung die Anwendung auf »Kopfschmerzen«, »Gelenkschmerzen« oder auch »Beschwerden allgemein« zu beziehen.

Kontaktadresse

Meier RK, Roth W, Minke C, Schromik C, Oestreicher S, Drescher K
Bad Colberg Kliniken GmbH
Ergonomie-Team
Parkallee 1
98663 Bad Colberg

Recherche

Literatur

Meier RK, Roth W, Minke C, Schromik C, Oestreicher S, Drescher K (2002) Standardisierte Erfassung des beruflichen Anforderungserlebens bei Rückenschmerzpatienten mit dem Arbeitsbelastungsbogen Arb-B, Ergotherapie und Rehabilitation 7/02, Schulz-Kirchner, Idstein
Meier RK, Roth W, Minke C (2002) Berufliches Anforderungserleben von Rückenschmerzpatienten: Standardisierte Erfassung mit dem Arbeitsbelastungbogen Arb-B. Ergotherapie und Rehabilitation 7/02: 7–14

Handbücher

Meier RK, Roth W, Minke C (2002) Arbeitsbelastungsbogen Arb-B: Anwender-Set, Bad Colberg (zu beziehen über oben genannte Adresse)

Befindlichkeitsskala nach von Zerssen (Bf-S)

Bf-S

Sehr geehrte Patientin, sehr geehrter Patient, im Folgenden finden Sie eine Reihe von Eigenschaftspaaren. Bitte entscheiden Sie – ohne lange zu überlegen –, welche der beiden Eigenschaften Ihrem augenblicklichen Zustand am ehesten entspricht. Machen Sie in das Kästchen hinter der eher zutreffenden Eigenschaft ein Kreuz. Nur wenn Sie sich gar nicht entscheiden können, machen Sie ein Kreuz in das Kästchen weder noch.
Bitte lassen Sie keine Zeile aus!

Ich fühle mich jetzt	Eher		Eher	Weder noch
1. frisch	(0)	matt	(2)	(1)
2. teilnahmslos	(2)	teilnahmsvoll	(0)	(1)
3. froh	(0)	schwermütig	(2)	(1)
...				
24. ruhig	(0)	unruhig	(2)	(1)
25. schwunglos	(2)	schwungvoll	(0)	(1)
26. nutzlos	(2)	unentbehrlich	(0)	(1)
27. schwerfällig	(2)	lebhaft	(0)	(1)
28. überlegen	(0)	unterlegen	(2)	(1)

Bitte prüfen Sie, ob Sie alle Punkte beantwortet haben!

Bf-S'

Ich fühle mich jetzt	Eher		Eher	Weder noch
1. aufgeschlossen	(0)	gehemmt	(2)	(1)
2. guter Dinge	(0)	trübsinnig	(2)	(1)
3. antriebslos	(2)	betriebsam	(0)	(1)
...				
24. verzweifelt	(2)	hoffnungsvoll	(0)	(1)
25. zufrieden	(0)	unzufrieden	(2)	(1)
26. ängstlich	(2)	draufgängerisch	O	(1)
27. kraftvoll	(0)	kraftlos	(2)	(1)
28. ausgeglichen	(0)	rastlos	(2)	(1)

Bitte prüfen Sie, ob Sie alle Punkte beantwortet haben!

Einsatzbereich

Die Befindlichkeitsskala (Bf-S) wurde ursprünglich entwickelt, um Befindlichkeitsänderungen bei manisch-depressiven Patienten zu erfassen. Das Konstrukt der Befindlichkeit lässt sich aber ohne weiteres in die unterschiedlichsten Zusammenhänge übertragen. So wurde die Bf-S in verschiedenen Längsschnittstudien eingesetzt. Als Schwerpunkt hat sich die Veränderungsforschung mit Psychopharmaka herauskristallisiert.

In der Schmerzmedizin wird die Bf-S überwiegend im Bereich wissenschaftlicher Arbeiten eingesetzt, für den klinischen Individualbefund ist sie zu unspezifisch. Die Bf-S ist speziell für Verlaufsbeschreibungen bei häufig zu wiederholenden Testungen konzipiert. Optimal ist ein Zeitintervall von 2–3 Tagen, z. B. um pharmakologische, psychotherapeutische oder verhaltenstherapeutische Modifikationen des Behandlungsverlaufs bei stationär versorgten Patienten zu erfassen.

Aufbau

Die Befindlichkeitsskala nach v. Zerssen besteht aus 28 Gegensatzpaaren. Sie setzt sich aus den von depressiver Verstimmung erfassten psychischen Funktionsbereichen (Stimmung, Antrieb, Vorstellungsleben, Selbsteinschätzung und Körperempfinden) und den typischen klinischen Syndromen (gehemmt bzw. agitiert) sowie ihrer eher manisch gefärbten gegensätzlichen Eigenschaft zusammen. Die Testpersonen sollen für jedes Gegenstandspaar die Eigenschaft angeben, die ihrem augenblicklichen Zustand am ehesten entspricht. Ist ihr eine Entscheidung nicht möglich, soll die Rubrik »weder noch« angekreuzt werden.

- **0 Punkte** für ein Kreuz hinter dem Eigenschaftswort das dem positiven Pol des Begriffspaars bildet
- **1 Punkt** für ein Kreuz im Rubrikkästchen »weder noch«
- **2 Punkte** für ein Kreuz hinter dem Eigenschaftswort, das den negativen Pol eines Begriffspaares bildet

(Die Darbietung der Skala erfolgt ohne Bewertung, also mit leeren Kästchen zum ankreuzen.)

Für die Bf-S liegt eine entsprechend konstruierte Parallelform (Bf-S') vor, die in einer Höhe von r=0,97 miteinander korrelieren. Die Testwertdifferenzen zwischen Aufnahme und Entlassungsbefund jeweils eines Patienten korrelieren mit r=0,96 ebenfalls sehr gut. Damit besteht in der Bf-S mit ihrer Parallelform Bf-S' ein ausgezeichnetes Verlaufsinstrument.

Die Bf-S dient vorrangig der Objektivierung und Quantifizierung des »subjektiven Befunds«, insbesondere der Erfassung einer *momentanen* Beeinträchtigung des subjektiven Wohlbefindens. Die Testdurchführung beträgt für eine der beiden Parallelformen bei Gesunden 1–2 min., bei kranken Personen 1–4 min. nur selten mehr.

Auswertung

Entsprechend der Itembewertung (wie in der hier abgedruckten Form angegeben) wird ein Summenscore gebildet. Bei gleichzeitiger Anwendung von Bf-S und Bf-S' lässt sich außer den beiden Gesamtrohwerten noch ein gemeinsamer Kennwert für die Bf-Skalen ermitteln.

> **Bf-Kennwert = Bf + Bf'/2**

Testnormen sind für Altersklassen zwischen 20 und 64 Jahren erarbeitet worden. Die quantitative Auswertung entfällt bei 3 oder mehr fehlenden Angaben (d. h. Missing Data >10%). Sofern der Fragebogen auswertbar ist, wird bei fehlender Antwort für ein Item der Punktwert 0, bei unklarer Antwort der jeweils höhere der in Frage kommenden Werte eingesetzt.

Normwerte

Im Handbuch wird eine repräsentative Stichprobe (N=1761) mit ihren Perzentilen, T- und Stanine -Werten vorgestellt. Bei Bedarf sollte sich auf das dort veröffentlichte Datenmaterial bezogen werden. Da die Differenzierung von speziellen Patientengruppen nicht das Ziel der Entwicklung war, ist die differenzielle Validität nur mäßig erfasst worden. ◘ Tabelle 4.9 stellt ausgesuchte Daten zu speziell schmerzmedizinisch interessanten Patientengruppen dar. Der eigentliche Anwendungszweck der Bf-S bezieht sich auf Verlaufsuntersuchungen.

Testgüte

Die Paralleltest-Reliabilität bei praktisch gleichzeitiger Anwendung von Bf-S und Bf-S' liegt zwischen r=0,86 und r=0,95. Da durch den Test kein als relativ konstant gedachter Wesenszug erfasst wird, variiert die Wiederholungszuverlässigkeit in Abhängigkeit von den Untersuchungsbedingungen innerhalb weiter Grenzen.

Die kriterienbezogene Validität wurde an einer Stichprobe mit 180 medizinischen Patienten mit klinischer Einschätzung der Depressivität auf r=0,85 getestet. Die intraindividuelle Korrelation mit globaler Einstufung der Verstimmung von 28 endogenen depressiven Patienten liegt bei r=0,90. Untersuchungen zu Faktorenanalyse, Homogenität und theoretischer Variationsbreite wurden an einer erweiterten Vorgängerversion überprüft und als ausreichend gut bewertet.

Entwicklung

Die Befindlichkeitsskala nach von Zerssen ist wohl eine der ältesten Skalen in dem hier betrachteten Zusammenhang. Sie wurde schon in den 1960er Jahren entwickelt. Sie ist ein Bestandteil der klinischen Selbstbeurteilungsskalen (Ksb-S). Sie ist zur Erfassung der Befindlichkeit, ggf. auch in kurzen

◘ **Tabelle 4.9.** Vergleichswerte der Befindlichkeitsskala (von Zerssen, 1996)

Population	Mittelwerte		Standardabweichung	
	B-S	B-S'	B-S	B-S'
Repräsentative Eichstichprobe aus der Durchschnittsbevölkerung der BRD	11,96	12,46	9,75	9,62
Endogen Depressive	36,3	36,6	12,6	13,9
Neurotiker	36,4	37,5	11,6	10,9

Zeitintervallen, geeignet und spiegelt Zustandsänderungen des momentanen subjektiven Befindens wider. Sie ist ursprünglich auf die Erfassung zyklothymer Schwankungen zwischen den Extremen depressiver und manischer Verstimmungen zugeschnitten worden, spricht aber auf ein breites Spektrum subjektiver Gestimmtheit und seiner abnormen Varianten an. Es bestehen zwei getestete Parallelformen Bf-S und Bf-S'. Dies ermöglicht eine kurzfristige Wiederholung der Anwendung sowie, bei gleichzeitiger Anwendung beider Formen, eine erhöhte Zuverlässigkeit des Ergebnisses.

Autorisierte Übersetzungen in englischer, französischer, spanischer und italienischer Sprache liegen vor.

Recherche

Literatur

Bergener M, Escher HD, Linden KJ (1976) Multidimensionaldiagnostik von Psychopharmaka. Therapieergebnisse mit Desmethyl-loxapine Arzneimittelforschung. 1976 Feb;26(2): 290–9

Ostertag D, Strittmatter M, Schmirigk K (1998) Autonome Regulationsstörung bei Migräne und Spannungskopfschmerz. Pilotstudie Schmerz 28;12(1): 25–29

Von Zerssen D, Koeller DM, Rey ER (1970) Die Befindlichkeitsskala (B-S) – ein einfaches Instrument zur Objektivierung von Befindlichkeitsstörungen, insbesondere im Rahmen von Längsschnittuntersuchungen. Arzneim.-Forsch. Drug Research 20 Nr. 7; Psychiatr. Abteilung des Max-Planck-Instituts für Psychiatrie München

Von Zerssen D (1996) Befindlichkeits-Skala, Selbstbeurteilungs-Skala In: Internationale Skalen für Psychiatrie. Beltz-Test, Göttingen

Handbuch

Von Zerssen D unter Mitarbeit von Koeller DM (1976) Die Beschwerde-Liste - Parallelformen B-L und B-L', Ergänzungsbogen B-L*. Beltz, Weinheim

Internet-Links

Hogrefe-Verlag http://www.testzentrale.de (geprüft 20.09.04)

Center for Epidemiological Studies –
Depression Scale (CES-D) und
Allgemeine Depressionsskala (ADS)

CES-D

CES-D (deutsche Version, Th Kohlmann & HU Gerbershagen)

Bitte kreuzen Sie bei den folgenden Aussagen die Antwort an, die Ihrem Befinden während der letzten Wochen am besten entspricht/entsprochen hat.

Antworten:

Selten oder nie	= nie bzw. weniger als an einem Tag
Manchmal oder gelegentlich	= an 1–2 Tagen
Öfters oder häufig	= an 3–4 Tagen
Meistens oder ständig	= an 5–7 Tagen

In der vergangenen Woche…	Selten oder nie (unter 1 Tag)	Manch-mal/gele-gentlich (1–2 Tage)	Öfters/ häufiger (3–4 Tage)	Meistens/ ständig (5–7 Tage)
1. haben mich Dinge beunruhigt.	(0)	(1)	(2)	(3)
2. war mir nicht nach Essen zumute, hatte ich keinen Appetit.	(0)	(1)	(2)	(3)
3. hatte ich das Gefühl, selbst mit Hilfe meiner Familie oder Freunde, meinen Trübsinn nicht abschütteln zu können.	(0)	(1)	(2)	(3)
4. hatte ich das Gefühl, ebenso gut wie andere Menschen zu sein.	(3)	(2)	(1)	(0)
5. ist es mir schwer gefallen, mich auf die jeweiligen Aufgaben zu konzentrieren.	(0)	(1)	(2)	(3)
6. fühlte ich mich nieder-geschlagen.	(0)	(1)	(2)	(3)
7. empfand ich alles als anstrengend.	(0)	(1)	(2)	(3)
8. blickte ich voller Zu-versicht in die Zukunft.	(3)	(2)	(1)	(0)
9. empfand ich mein Leben als gescheitert.	(0)	(1)	(2)	(3)

10.	war ich ängstlich.	(0)	(1)	(2)	(3)
11.	habe ich unruhig geschlafen.	(0)	(1)	(2)	(3)
12.	war ich glücklich.	(3)	(2)	(1)	(0)
13.	habe ich weniger als sonst geredet.	(0)	(1)	(2)	(3)
14.	fühlte ich mich einsam.	(0)	(1)	(2)	(3)
15.	waren die Menschen unfreundlich.	(0)	(1)	(2)	(3)
16.	hatte ich Spaß am Leben.	(3)	(2)	(1)	(0)
17.	musste ich gelegentlich grundlos weinen.	(0)	(1)	(2)	(3)
18.	war ich traurig.	(0)	(1)	(2)	(3)
19.	hatte ich das Gefühl, dass die Menschen mich nicht mögen.	(0)	(1)	(2)	(3)
20.	bin ich nicht »in Gang« gekommen.	(0)	(1)	(2)	(3)

Einsatzbereich

Der CES-D bzw. seine deutschen Übersetzungen gelten heute als Standard in der Schmerzdokumentation. Die CES-D-Skala wurde für die epidemiologische Untersuchung depressiver Symptome in der Bevölkerung entwickelt und wird heute in den meisten größeren Schmerzdokumentationen als Screeninginstrument für depressive Symptome eingesetzt. Ein erhöhter Wert darf als Hinweis auf eine depressive Beeinträchtigung interpretiert werden. Das Zutreffen einer depressiven Diagnose muss in der Einzelexploration überprüft werden. Falsch-negative Befunde werden für die ADS (1. deutsche Version des CES-D) von Hautzinger mit 17% angegeben. Burnman et al. weisen darauf hin, dass die ADS nicht adäquat zwischen Depressionen und psychiatrischen Erkrankungen unterscheidet (bzgl. unterschiedlicher Namensangaben ► s. Entwicklung und Intention).

Aufbau

Die CES-D erfasst depressive Beschwerden im Vorfeld depressiver Erkrankungen. Es werden folgende Dimensionen berücksichtigt:
1. Gedrückte Stimmung
2. Schuldgefühle
3. Gefühl der Wertlosigkeit
4. Gefühl von Hilfs- und Hoffnungslosigkeit
5. Antriebsmangel

6. Appetitverlust
7. Schlafstörungen

Die 20 als Statements formulierten Items werden von den Patienten in einer vierstelligen Likert-Skala beurteilt. Als Bezugspunkt gelten die vergangenen 7 Tage.

Mit der ersten deutschen Übersetzung, dem ADS, wurde auch eine Kurzform (ADS-K) mit 15 Items vorgelegt. Sie wurde um die Fragen 2, 4, 8, 15 und 17 gekürzt. Die neuere lizenzfreien Übersetzungen (wie oben abgedruckt) wurden hieraufhin nicht validiert.

Auswertung

Die Itemwerte werden zu einem Summenscore zusammengefasst. Dabei ist zu beachten, dass die Items 4, 8, 12 und 16 entgegengesetzt codiert werden. Summenwerte zwischen 0 und 60 können erreicht werden. Hautzinger (1988) gab in Anlehnung an die US-amerikanischen Untersuchungen zum CES-D zunächst einen Cut-Off-Wert von >18 Punkten als auffälligen Befund an. Spätere Untersuchungen zur Validität der ersten deutschen Übersetzung, dem ADS von Hautzinger et al. (1992), wurde dieser Wert auf **>23 Punkte** korrigiert.

Normwerte

Für die erste deutsche Übersetzung der US-amerikanischen Originalfassung, die ADS (Allgemeine Depressionsskala) von Hauzinger (1992), bestehen Handanweisungen und Normwerte. Es werden Z-Werte, T-Werte und Prozentränge angegeben.

Der kritische Wert für die ADS wird hier mit >23 angegeben. Entsprechendes gilt für die neue deutsche Übersetzung von Gerbershagen und Kohlmann (▶ s. oben). Die ADS-K zeigt ihren kritischen Wert bei >17 Punkten (◘ Tabelle 4.10).

Testgüte

Für die deutsche Erstübersetzung werden gute Skalenwerte zur Reliabilität angegeben: Die interne Konsistenz (Cronbachs α) liegt zwischen 0,83 und 0,91, die Testhalbierungsreliabilität bei 0,81. Der Retest-Koeffizient wird mit 0,55–0,63 mit einer Einjahresstabilität von 0,41 angegeben. Die Skala gilt als

◘ Tabelle 4.10. Vergleichsstichproben zur ADS

ADS-Werte	Schmerz-Patienten nach Mainzer Chronifizierungsstadien (Pioch 2001) n=199	Depressive Patienten (Hautzinger 1988) n=53	Schüler/Studenten (Hautzinger 1988) n=192	Bevölkerungsstichprobe (Hautzinger 1992)
μ ± s	21,6 ± 10,5 Stadium 1 17,4 ± 8,4 Stadium 2 20,8 ± 9,7 Stadium 3 27,6 ± 9,4	29,4 ± 14,1	16,3 ± 9,3	14,33 ± 9,66
Spanne	2–48	12–52	0–46	

homogen. Die Korrelation des ADS mit dem Beck Depressionsinventar liegt bei 0,81–0,84 (p>0,001).

Entwicklung und Intention

Der CES-D wurde 1977 von Radloff in den USA als Screeninginstrument zur Erfassung aktueller depressiver Symptome in der Bevölkerung entwickelt. Aus Mangel an einem entsprechenden deutschsprachigen epidemiologischen Instrument wurde eine Übersetzung und psychometrische Testung von Hautzinger et al. Ende der 80iger Jahre durchgeführt, womit sie den Namen Allgemeine Depressionsskala (ADS) erhielt. Sie wurde 1992 mit einem Handbuch von Hautzinger als Depressionsmessinstrument für Untersuchungen in der Allgemeinbevölkerung vorgestellt.

Lizenzrechte stehen immer wieder einer breiten klinischen Anwendung der hier präsentierten Skalen im Wege. Die hier aufgeführte Version des CES-D geht auf eine 2. systematische Übersetzung durch eine Arbeitsgruppe um Gerbershagen und Kohlmann zurück (bisher graue Literatur: ungefähr 2002) und wird als CES-D, deutsche Version, geführt. Es wurde hiermit ein lizenzfreies Instrument geschaffen.

Kontaktadresse

Erste deutsche Übersetzung (ADS):
Prof. Dr. Martin Hautzinger
Psychologisches Institut der Johannes Gutenberg Universität
Postfach 3980, Mainz

Zweite deutsche Übersetzung (CES-D, deutsche Version, wie abgedruckt):
Dr. Thomas Kohlmann
Institut für Sozialmedizin
Universität Lübeck
Beckergrube 43–47
23552 Lübeck

Lizenzrecht

Die Lizenzrechte für die Übersetzung von Hautzinger (ADS) liegen beim Hogrefe-Verlag. Es werden keine Lizenzrechte für die Übersetzung von Gerbershagen und Kohlmann (CES-D, deutsche Version) beansprucht.

Recherche

Literatur

Ensel WM (1986) Measuring depression: CES-D scale. In: Lin N, Dean A & Ensel W (eds) Social support, life events and depression. Orlando, Fl: Academic Press

Hauzinger M (1988) Die CES-D Skala. Ein Depressionsmessinstrument für Untersuchungen in der Allgemeinbevölkerung. Diagnostica 34 Heft 2: 167–173

Hautzinger M, Meyer Th (2002) Diagnostik affektiver Störungen. Hogrefe, Göttingen

Kröner-Herwig B, Denecke H, Glier B (1995) Qualitätssicherung in der Therapie chronischen Schmerzes. Ergebnisse einer Arbeitsgruppe der Deutschen Gesellschaft zum Studium des Schmerzes (DGSS) IX. Multidimensionale Verfahren zur Erfassung schmerzrelevanter Aspekte und Empfehlungen zur Standarddiagnostik. Der Schmerz 10: 47–52

Pioch E (2001) Chronische Schmerzen und Lebensqualität. Der prädiktive Wert der Mainzer Schmerzstadien – Outcome-Studie zu einem manualtherapeutischen Behandlungskonzept. Dissertation aus dem Institut für Rehabilitationswissenschaften. Medizinische Fakultät Charité der Humboldt-Universität zu Berlin

Radloff LS (1977) The CES-D Scale. A self-report depression scale for research in the general population. Journal of Applied Psychological Measurement, 1, 385–401

Westhoff G (1993) Handbuch psychosozialer Messinstrumente. Hogrefe, Göttingen

Wurmthaler CH, Gerbershagen HU, Dietz G (1996) Chronifizierung und psychologische Merkmale. Die Beziehung zwischen Chronifizierungsstadien bei Schmerz und psychophysischem Befinden, Behinderung und familiären Merkmalen. Zeitschrift für Gesundheitspsychologie Sonderdruck Band IV Heft 2: 113–136

Handbuch

Hautzinger M, Bailer M (1992) ADS, Allgemeine Depressionsskala, Beltz Test, Göttingen

Internet-Links

CES-D (Center for Epidemiologie Studies) Online Depression Screening. http://www.wpic.pitt.edu/research/City/OnlineScreeningFiles (vom 01.03.2004)

Nasri AD (2002) http://www.uni-mainz.de/~nasri/ads.html vom 10.04.2002; Allgemeine Depressionsskala (ADS)

Fear Avoidance Beliefs Questionnaire (FABQ)

		Stimmt gar nicht		Unsicher			Stimmt genau	
1.	Meine Rückenschmerzen wurden durch körperliche Aktivitäten verursacht.	(0)	(1)	(2)	(3)	(4)	(5)	(6)
2.	Körperliche Aktivitäten verstärken meine Schmerzen.	(0)	(1)	(2)	(3)	(4)	(5)	(6)
3.	Körperliche Aktivitäten könnten meinem Rücken schaden.	(0)	(1)	(2)	(3)	(4)	(5)	(6)
4.	Ich sollte körperliche Aktivitäten, die meinem Rücken schaden, unterlassen.	(0)	(1)	(2)	(3)	(4)	(5)	(6)
5.	Ich kann körperliche Aktivitäten, die meinem Rücken schaden, nicht ausüben.	(0)	(1)	(2)	(3)	(4)	(5)	(6)
6.	Meine Schmerzen wurden durch meine Arbeit oder durch eine Verletzung bei der Arbeit verursacht.	(0)	(1)	(2)	(3)	(4)	(5)	(6)
7.	Durch meine Arbeit wurden meine Schmerzen verstärkt.	(0)	(1)	(2)	(3)	(4)	(5)	(6)
8.	Ich hätte eigentlich einen Anspruch auf Entschädigung für meine Schmerzen.	(0)	(1)	(2)	(3)	(4)	(5)	(6)
9.	Meine Arbeit ist zu schwer für mich.	(0)	(1)	(2)	(3)	(4)	(5)	(6)
10.	Meine Arbeit verschlimmert meine Schmerzen oder wird ihn verschlimmern.	(0)	(1)	(2)	(3)	(4)	(5)	(6)
11.	Meine Arbeit könnte meinen Rücken schädigen.	(0)	(1)	(2)	(3)	(4)	(5)	(6)
12.	Mit meinen augenblicklichen Schmerzen sollte ich meine gegenwärtige Arbeit eigentlich nicht ausüben.	(0)	(1)	(2)	(3)	(4)	(5)	(6)
13.	Ich kann mit meinen augenblicklichen Schmerzen meine gegenwärtige Arbeit nicht ausführen.	(0)	(1)	(2)	(3)	(4)	(5)	(6)
14.	Bis meine Schmerzen behandelt sind, kann ich meine gegenwärtige Arbeit nicht tun.	(0)	(1)	(2)	(3)	(4)	(5)	(6)

15.	Ich glaube nicht, dass ich in den nächsten 3 Monaten an meine Arbeit zurückkehren kann.	(0)	(1)	(2)	(3)	(4)	(5)	(6)
16.	Ich glaube nicht, dass ich meine jetzige Arbeitstätigkeit überhaupt wieder aufnehmen kann.	(0)	(1)	(2)	(3)	(4)	(5)	(6)

Einsatzbereich

Der FABQ dient der spezifischen Differenzierung von Chronifizierungsfaktoren bei Schmerzerkrankungen. Mit seiner Hilfe lassen sich Patienten identifizieren, deren subjektiv erlebte Beeinträchtigung im Wesentlichen durch schmerzbezogene Angst bedingt ist. Um mit der patientenspezifischen Aussage therapeutisch arbeiten zu können, ist ein relativ spezialisiertes Setting einer multimodalen Behandlungseinrichtung notwendig.

Aufbau

In der Schmerzmedizin geht man heute davon aus, dass neben den körperlichen und objektiven Umgebungsbedingungen (z. B. Arbeitslosigkeit) psychosoziale Faktoren eine große Bedeutung in der Entwicklung des Krankheitsverlaufs einnehmen. Das Fear-Avoidance-Modell geht von einer gelernten Assoziation (respondente Konditionierung) aus, bei der nicht nur der Schmerz, sondern auch Bewegung mit Angst verbunden wird. Die Patienten reagieren typischerweise mit einer (angstmotivierten) Vermeidung von Bewegung und Belastung.

Der FABQ beschreibt drei Aspekte der schmerzbezogenen Angst-Vermeidungsvorstellung, die sich in drei Subskalen ausdrücken:

1. Die Schmerzen werden durch die Arbeit verursacht (Item: 6, 7, 9, 10, 11)
2. Prognostik bezüglich Beruf und Arbeit (Item: 12, 13, 14, 15, 16)
3. Angstvermeidung in Bezug auf generelle Aktivität (Item: 1, 2, 3, 4, 5)

Item Nummer 8 wird in den neueren Untersuchungen in aller Regel nicht mehr in die Auswertung miteinbezogen, da es zu Bodeneffekten neigt (► s. unten).

Auswertung

Die Auswertung des FABQ findet durch einfache Addition der Itemwerte einer jeden Subskala statt. Angaben zu Trennwerten liegen nicht vor.

Normwerte

Es liegen Studienergebnisse an 302 Patienten aus der Göttinger Schmerzambulanz vor, die als Orientierung genutzt werden können. Daten zu einer Normstichprobe stehen derzeit nicht zur Verfügung.

Testgüte

Der FABQ wird als kurzes, ökonomisches, reliables und valides Instrument beschrieben. Pfingsten (2004) stellt die psychometrischen Daten ausführlich dar. Hier werden nur Auszüge aus seiner Arbeit wiedergegeben:

Die interne Konsistenz (Cronbachs α) für die einzelnen Subskalen wird mit Werten zwischen 0,69 und 0,94 angegeben. Die Gesamtskala weist ein α von 0,91 auf. Die Retest-Reliabilität im Zeitraum von 4 Wochen betrug r=0,87.

Zur Überprüfung der Validität wurde der FABQ mit Parametern der Schmerzdokumentation in Beziehung gesetzt. Es bestehen keine relevanten Zusammenhänge zum Ausmaß der Depressivität. Die höchsten Korrelationen weisen alle Subskalen mit den Beeinträchtigungsmaßen FFbH-R und Dauer der Arbeitsunfähigkeit aus.

Die Veränderungssensitivität über eine therapeutische Intervention besteht für die Subskalen 2 und 3. Die Subskala 1 zeigt keine signifikanten Veränderungen über die Messzeitpunkte (◘ Tabelle 4.11).

Die prognostische Relevanz zeigt sich vor allem in Subskala 2 für die Rückkehr an den Arbeitsplatz. Patienten, die bereits vor der Behandlung skeptisch sind, ob sie an den Arbeitsplatz zurückkehren können, werden mit geringerer Wahrscheinlichkeit in das Berufsleben reintegriert werden können.

Item 8 wurde in den Untersuchungen von Pfingsten et al. ausgeschlossen, da dieses Item mit einer Antwortfrequenz von 48% der Kategorie »0 = kein Entschädigungswunsch« zu Randeffekten neigt.

Entwicklung und Intention

Bereits in den 1980iger Jahren wurden Fear-Avoidance-Modelle vorgestellt, die das Vermeidungsverhalten chronischer Schmerzpatienten in den Mittelpunkt der Hypothesen über die Chronifizierung stellten. Wadell et al. haben 1993 die erste Version des FABQ vorgestellt, die 1997 von Pfingsten et al. übersetzt wurde. Wadell hat im FABQ noch ein Zwei-Faktoren-Modell gesehen, welches von Pfingsten überprüft und in ein Drei-Faktoren-Modell, wie oben beschrieben, modifiziert wurde.

Bisher hat der FABQ zumeist wissenschaftliche Anwendung erfahren, ist aber vom Denkansatz ein wichtiges Modell für die angewandte Schmerzmedizin.

◘ **Tabelle** 4.11. Veränderung der FABQ-Subskalen im Behandlungsverlauf. (Aus: Pfingsten, 2004)

n=90	Subskala 1	Subskala 2	Subskala 3
	Schmerz durch Arbeit	Berufsprognostik	Vermeidung von Aktivität
Vor Behandlung	20,7	19,8	18,2
Nach Behandlung	20,3	15,2*	14,3*

* signifikant im T-Test für abhängige Stichproben p>0,01

Kontaktadresse

Priv.-Doz Dr. M. Pfingsten

Ambulanz für Schmerzbehandlung, Zentrum Anästhesiologie

Rettungs- und Intensivmedizin

Klinikum der Georg-August-Universität, Robert-Koch-Str. 40

37075 Göttingen

michael.pfingsten@med.uni-goettingen.de

Recherche

Literatur

Hoyer J, Margraf J (Hrsg.) (2003) Angstdiagnostik, Grundlagen und Testverfahren. Springer, Berlin Heidelberg New York Tokio

Pfingsten M (2004) Angstvermeidungsüberzeugungen bei Rückenschmerzen. Gütekriterien und prognostische Relevanz des FABQ. Schmerz 18: 17–27

Pfingsten M, Kröner-Herwig B, Leibing E, Kronshage U, Hildebrandt J (2000) Validation of the German version of the Fear Avoidance Beliefs Questionnaire (FABQ). European Journal of Pain 4: 259–266

Wadell G, Mewton M, Henderson I, Somerville D, Main CJ (1993) A fear avoidance beliefs questionnaire (FABQ) and the role of fear avoidance beliefs in low back pain. Pain 52: 157–168

Funktionsfragebogen Hannover (FFbH)

FFbH-PR

In den folgenden Fragen geht es um Tätigkeiten aus dem täglichen Leben. Bitte beantworten Sie jede Frage so, wie es für Sie im Moment (wir meinen in Bezug auf die letzten 7 Tage) zutrifft. Sie haben **drei** Antwortmöglichkeiten.

(1) Ja	D. h. Sie können die Tätigkeit ohne Schwierigkeiten ausführen.
(2) Ja, mit Mühe	D. h. Sie haben Schwierigkeiten, z. B. Schmerzen, es dauert länger als früher, oder Sie müssen sich dabei abstützen.
(3) Nein oder nur mit Hilfe	D. h. Sie können es gar nicht oder nur, wenn eine andere Person Ihnen dabei hilft.

	Ja	Ja, mit Mühe	Nein oder nur mit Hilfe	*
1. Können Sie Brot streichen?	(2)	(1)	(0)	P, PR
2. Können Sie aus einem normal hohen Bett aufstehen?	(2)	(1)	(0)	P, PR
3. Können Sie mit der Hand schreiben (mindestens eine Postkarte)?	(2)	(1)	(0)	P, PR
4. Können Sie Wasserhähne auf- und zudrehen?	(2)	(1)	(0)	P, PR
5. Können Sie sich strecken, um z. B. ein Buch von einem hohen Schrank oder Regal zu holen?	(2)	(1)	(0)	R, PR
6. Können Sie einen mindestens 10 kg schweren Gegenstand (z. B. voller Wassereimer oder Koffer) hochheben und 10 m weit tragen?	(2)	(1)	(0)	P, R, PR
7. Können Sie sich von Kopf bis Fuß waschen und abtrocknen?	(2)	(1)	(0)	P, R, PR
8. Können Sie sich bücken und einen leichten Gegenstand (z. B. Geldstück oder zerknülltes Papier) vom Fußboden aufheben?	(2)	(1)	(0)	P, R, PR
9. Können Sie sich über einem Wachbecken die Haare waschen?	(2)	(1)	(0)	R, PR
10. Können Sie 1 h auf einem ungepolsterten Stuhl sitzen?	(2)	(1)	(0)	R, PR

11. Können Sie 30 min. ohne Unterbrechung stehen (z. B. in einer Warteschlange)?	(2)	(1)	(0)	R, PR
12. Können Sie sich im Bett aus der Rückenlage aufsetzen?	(2)	(1)	(0)	R, PR
13. Können Sie Strümpfe an- und ausziehen?	(2)	(1)	(0)	P, R, PR
14. Können Sie im Sitzen einen kleinen heruntergefallenen Gegenstand (z. B. eine Münze) neben Ihrem Stuhl aufheben?	(2)	(1)	(0)	R, PR
15. Können Sie einen schweren Gegenstand (z. B. einen gefüllten Kasten Mineralwasser) vom Boden auf den Tisch stellen?	(2)	(1)	(0)	R, PR
16. Können Sie sich einen Wintermantel an- und ausziehen?	(2)	(1)	(0)	P, PR
17. Können Sie 100 m schnell laufen (nicht gehen), etwa um einen Bus zu erreichen?	(2)	(1)	(0)	P, R, PR
18. Können Sie öffentliche Verkehrsmittel (Bus, Bahn usw.) benutzen?	(2)	(1)	(0)	P, PR
19. Können Sie ein Telefon mit Wählscheibe oder Tasten benutzen?	(2)	(1)	(0)	P

* Fragen der verschiedenen Versionen des FFbH. Die Buchstaben der letzten Spalte zeigen an, welcher Version des FFbH die einzelnen Fragen angehören. (FFbH-P=P, FFbH-R=R, FFbH-PR=PR).

FFbH-OA

Bei diesen Fragen geht es um Tätigkeiten aus dem täglichen Leben. Wir würden gerne erfahren, wie gut Sie die folgenden Tätigkeiten ausführen können. Bitte beantworten Sie jede Frage so, wie es für Sie **im Moment** (wir meinen in Bezug auf die letzten 7 Tage) zutrifft. Sie haben **drei** Antwortmöglichkeiten.

(1)	Ja	D. h. Sie können die Tätigkeit ohne Schwierigkeiten ausführen.
(2)	Ja, mit Mühe	D. h. Sie haben Schwierigkeiten, z. B. Schmerzen, es dauert länger als früher, oder Sie müssen sich dabei abstützen.
(3)	Nein oder nur mit Hilfe	D. h. Sie können es gar nicht oder nur, wenn eine andere Person Ihnen dabei hilft.

	Ja	Ja, mit Mühe	Nein oder nur mit Hilfe
1. Können Sie 1 h auf ebenen Wegen (z. B. Gehsteig) spazieren gehen?	(2)	(1)	(0)
2. Können Sie draußen auf unebenen Wegen (z. B. im Wald oder auf Feldwegen) 1 h spazieren gehen?	(2)	(1)	(0)
3. Können Sie eine Treppe von einem Stockwerk zum anderen hinaufgehen?	(2)	(1)	(0)
4. Können Sie eine Treppe von einem Stockwerk zum anderen hinuntergehen?	(2)	(1)	(0)
5. Können Sie 100 m schnell laufen (nicht gehen), etwa um einen Bus zu erreichen?	(2)	(1)	(0)
6. Können Sie 30 min ohne Unterbrechung stehen (z. B. in einer Warteschlange)?	(2)	(1)	(0)
7. Können Sie in ein Auto einsteigen und aus dem Auto aussteigen?	(2)	(1)	(0)
8. Können Sie öffentliche Verkehrsmittel (Bus, Bahn) benutzen?	(2)	(1)	(0)
9. Können Sie sich aus dem Stand bücken und einen leichten Gegenstand (z. B. Geldstück oder zerknülltes Papier) vom Fußboden aufheben?	(2)	(1)	(0)
10. Können Sie im Sitzen einen kleinen heruntergefallenen Gegenstand (z. B. eine Münze) neben Ihrem Stuhl aufheben?	(2)	(1)	(0)
11. Können Sie einen schweren Gegenstand (z. B. eine gefüllte Kiste Mineralwasser) vom Boden auf den Tisch stellen?	(2)	(1)	(0)
12. Können Sie einen schweren Gegenstand (z. B. voller Wassereimer oder Koffer) hochheben und 10 m weit tragen?	(2)	(1)	(0)
13. Können Sie von einem Stuhl mit normaler Sitzhöhe aufstehen?	(2)	(1)	(0)
14. Können Sie Strümpfe oder Socken an- oder ausziehen?	(2)	(1)	(0)
15. Können Sie in eine normale Badewanne einsteigen und aus der Badewanne wieder aussteigen?	(2)	(1)	(0)
16. Können Sie sich von Kopf bis Fuß waschen und abtrocknen?	(2)	(1)	(0)

17. Können Sie eine normale Toilette (übliche Sitzhöhe, ohne Haltegriffe) benutzen?	(2)	(1)	(0)
18. Können Sie aus einem normal hohen Bett aufstehen?	(2)	(1)	(0)

Einsatzbereich

Der Funktionsfragebogen Hannover (FFbH) erfasst die Funktionskapazität von Personen mit muskuloskeletalen Störungen bei Alltagstätigkeiten (ADL). Der Fragebogen liegt gegenwärtig in zwei syndromspezifischen Versionen vor: als *FFbH-P* für Patienten mit polyarthrikulären Erkrankungen (z. B. der chronischen Polyarthritis) und als *FFbH-R* für Patienten mit Rückenleiden. Darüber hinaus existiert eine kombinierte Fassung (FFbH-P+R), in der die beiden Spezialversionen zusammengefasst sind. Ein Fragebogen für Arthrosekranke (FFbH-OA) ist ganz neu entwickelt worden. Damit ist dieses Instrument Teil einer Gruppe von Fragebögen, die krankheitsspezifische Funktionseinschränkungen untersuchen.

Die verschiedenen Versionen des FFbH sind sowohl in klinischen Untersuchungen, in bevölkerungsbezogenen epidemiologischen Studien, in der Routinedokumentation als auch als Screeningverfahren verwendbar. Allerdings ist zu beachten, dass die Veränderungssensitivität nur »mittlere Effekte« erfassen kann.

Aufbau

Der FFbH enthält je nach Version 12 (-R, -P) und 18 (-PR, -OA) Fragen über Tätigkeiten des Alltagslebens. Eine dreistufige Antwortskala ist vorgegeben. Bei der Beantwortung der Fragen soll gemäß der vorstehenden Anleitung die Situation der letzten 7 Tage berücksichtigt werden. Der Fragebogen ist als Selbsterhebungsinstrument konzipiert und kann ohne weitere mündliche Erläuterungen innerhalb von 3–5 min. ausgefüllt werden.

Auswertung

Der FFbH-Wert (Version R und P) beschreibt die Funktionskapazität auf einer Skala von 0% (minimale Funktionskapazität) bis 100% (maximale Funktionskapazität).

Zur Berechnung des Gesamtwerts werden die Antworten der Einzelfragen addiert. Die Summe kann Werte zwischen 0 und 24 annehmen (bei der PR- und OA-Version zwischen 0 und 36). Sie wird zur Berechnung der prozentualen Funktionskapazität durch die maximal erreichbare Punktzahl 24 (38) dividiert und anschließend mit 100 multipliziert.

> Funktionskapazität (%)=Erreichte Punktzahl × 100/Anzahl der gültigen Antworten × 2

Bei fehlenden Werten in ein oder zwei Fragen wird die jeweils maximal erreichbare Punktzahl entsprechend angepasst (Mittelwertsubstitution).

Eine Auswertung sollte nur erfolgen, wenn nicht mehr als zwei Fragen unbeantwortet geblieben sind.

Von den Autoren werden einfache Orientierungsgrößen zur Einordnung des FFbH-R aus Vergleichskollektiven mit »bekannter« Beeinträchtigungsstufe angegeben (Kohlmann, 1996):

100–80%	»Normale« Funktionskapazität
70–80%	Mäßige Funktionsbeeinträchtigung
60–70%	Auffälliger Befund
Unter 60%	Klinisch relevante Funktionsbeeinträchtigung

Die 70%-Marke wird in den Studien als Cut-Off-Wert genutzt. (Ein FFbH-R Wert unter 70% wird als auffällig gewertet.)

Steuerprogramme zur Berechnung der FFbH-Werte für EPI INFO, SPSS, SAS, BMDP, SYSTAT stellen die Autoren zur Verfügung (Kohlmann, 1996).

Normwerte

Normwerte zum FFbH-R stehen u. a. aus der »Lübecker Rückenschmerzstudie« der Arbeitsgruppe um Kohlmann zur Verfügung. 1991 wurden 3000 erwachsene Einwohner Lübecks untersucht. Lagen aktuelle Rückenschmerzen vor, wurden die Teilnehmer am Lübecker Institut für Sozialmedizin ärztlich und psychologisch nachuntersucht. In den ◘ Tabellen 4.12 und 4.13 werden Auszüge aus den Studienergebnissen der Gesamtstichprobe und der Teilstichprobe von Rückenschmerzen-Patienten wiedergegeben (Kohlmann, 1996).

◘ Tabelle 4.12. Vergleichsdaten FFbH Gesamtstichprobe

FFbH–R–Wert (Prozentuale Verteilung)	Gesamtstichprobe					
	Männer			Frauen		
	25–39 Jahre	40–59 Jahre	60–74 Jahre	25–39 Jahre	40–59 Jahre	60–74 Jahre
0,0–12,5	0,0	0,2	1,7	0,2	0,3	1,0
12,6–25,0	0,0	1,4	2,0	0,0	1,3	3,0
25,1–37,5	0,4	2,3	3,8	0,8	4,5	5,9
37,6–50,0	0,8	3,6	7,8	1,2	5,7	7,3
50,1–62,5	1,9	6,2	8,2	3,4	10,3	11,5
62,6–75,0	4,9	8,4	14,0	9,9	14,5	20,0
75,1–87,5	12,1	15,7	18,8	24,5	22,4	23,2
87,6–100,0	79,9	62,3	43,7	59,8	41,0	28,1
Mittelwert	93,8	86,4	78,0	89,1	79,3	73,2
N	528	663	293	493	595	495

◼ Tabelle 4.13. Vergleichsdaten FFbH Rückenschmerzpatienten

FFbH–R–Wert (Prozentuale Verteilung)	Befragte mit aktuellen Rückenschmerzen					
	Männer			Frauen		
	25–39 Jahre	40–59 Jahre	60–74 Jahre	25–39 Jahre	40–59 Jahre	60–74 Jahre
0,0–12,5	0,0	0,0	0,9	0,6	0,8	1,4
12,6–25,0	0,0	2,9	4,3	0,0	3,0	5,7
25,1–37,5	0,7	4,7	6,9	1,8	9,8	11,8
37,6–50,0	1,4	8,2	16,4	3,5	9,0	13,7
50,1–62,5	5,5	11,1	17,2	8,2	18,8	19,9
62,6–75,0	13,1	16,8	20,7	18,1	23,3	25,6
75,1–87,5	27,6	21,5	19,8	35,1	23,3	15,2
87,6–100,0	51,7	34,8	13,8	32,7	12,0	6,6
Mittelwert	86,4	76,2	65,1	81,0	66,5	59,8
N	145	279	116	171	266	211

In dieser Studie ergab der Vergleich mit den Angaben zur Schmerzintensität eine deutliche Korrelation zum FFbH. Die Mittelwerte des FFbH-R in der Gesamtstichprobe lagen bei 84%. Bei Vorliegen von Rückenschmerzen sank er auf 72%. Erreichte die Schmerzintensität 5 und mehr Punkte auf der VAS, so sank der Durchschnittswert auf nur 61%.

Für die anderen Versionen des FFbH (P- und OA-) steht derzeit kein Datenmaterial öffentlich zur Verfügung.

Testgüte

Die Praktikabilität und die Akzeptanz werden als sehr gut angegeben, die Reliabilität und Homogenität als zufriedenstellend. Die mittlere Item-Interkorrelation beträgt 0,50, die Test-Retest-Korrelation bei Messwiederholungen nach einer Woche ist größer als 0,75. Der Reliabilitätskoeffizient Cronbachs α erreicht Werte von 0,90.

Zur Frage der kriterienbezogenen Validität wurden Korrelationen mit methodisch verwandten Messinstrumenten (HAQ, PDI, u.a.) untersucht. Diese erreichten mindestens 0,75. Die Korrelation mit Fremdbeurteilungen der Funktionskapazität durch den Arzt liegt bei 0,60–0,70. Untersuchungen zur Veränderungssensitivität zeigten messbare Effektstärken des FFbH-R von um die 0,50 im Rahmen von stationären Heilverfahren. Eine Stichprobe von Ambulanzpatienten ergab keine Hinweise auf relevante Antworttendenzen.

Entwicklung und Intention

Der FFbH ist an der Medizinischen Hochschule Hannover von der Arbeitsgruppe um H. Raspe zu Beginn der 80er Jahre aus Mangel an entsprechenden validierten deutschsprachigen Instrumenten entwickelt worden. Intention war es, einen Selbstausfüllfragebogen zu erstellen, mit dem die Fähigkeit zur Ausführung lebenspraktisch wichtiger Tätigkeiten unter Einhaltung der üblichen psychometrischen Standards erfasst werden kann. Zunächst entstand die Fassung für Patienten mit chronischer Polyarthritis (FFbH-P). Im Rahmen einer größeren bevölkerungsepidemiologischen Studie wurde dann die Version für Patienten mit Rückenleiden (FFbH-R) entwickelt.

Die Version FFbH-OA für Arthrosekranke ist die neueste syndromspezifische Version und wird derzeit noch in unterschiedlichen Studien getestet. Einzelne Daten liegen noch nicht vor.

Kontaktadresse

Dr. Thomas Kohlmann
Institut für Sozialmedizin
Medizinische Universität Lübeck
St. Jürgen Ring 66
23564 Lübeck

Lizenzrecht

Es werden keine Lizenzrechte auf die Fragebögen erhoben.

Recherche

Literatur

Gerbershagen HU, Lindena G, Korb J, Kramer S (2002) Gesundheitsbezogene Lebensqualität bei Patienten mit chronischen Schmerzen. Schmerz 16: 271–284

Haase I, Schwarz A, Burger A, Kladny B (2001) Der Funktionsfragebogen Hannover (FFbH) und die Subskala »körperliche Funktionsfähigkeit« aus dem SF-36 im Vergleich Rehabilitation Feb;40(1): 40–42 Thieme, Stuttgart

Kohlmann T, Raspe H (1994) Die patientennahe Diagnostik von Funtkionseinschränkungen im Alltag. Psychomed 6: 21–27

Kohlmann Th, Raspe H (1996) Der Funktionsfragebogen Hannover zur alltagsnahen Diagnostik der Funktionsbeeinträchtigung durch Rückenschmerzen (FFbH-R) Rehabilitation 35: I–VIII

Lautenschläger J, Mau W, Kohlmann Th, Raspe HH (1997) Vergleichende Evaluation einer deutschen Version des Health Assessment Questionnaires (HAQ) und des Funktionsfragebogens Hannover (FFbH) Z Rheumatol 56: 144–155

Raspe HH, Kindel P, Versterling K et al. (1987) Die Entwicklung der Funktionskapazität und der Schmerzintensität von 81 cP-Patienten unter einer Behandlung mit Azulfidinen RA oder Aurothioglucose. Z. Rheumatol 46: 71–75

Raspe HH, Hagedorn U, Kohlmann T et al. (1990) Der Funktionsfragebogen Hannover (FFbH): Ein Instrument zur Funktionsdiagnostik bei polyartikulären Gelenkerkrankungen. In: Wohnortnahe Betreuung Rheumakranker. Siegrist J (ed), Schattauer, Stuttgart: 164–182

Westhoff G (1993) Handbuch psychosozialer Messinstrumente. Hogrefe, Göttingen

Hospital Anxiety and Depression Scale (HADS-D)

Angstskala HADS-D
(Deutsche Version)

Angstskala

A1: Ich fühle mich angespannt oder überreizt

(3)	Meistens
(2)	Oft
(1)	Von Zeit zu Zeit/gelegentlich
(0)	Überhaupt nicht

...

A4: Ich kann behaglich dasitzen und entspannen

(0)	Ja, natürlich
(1)	Gewöhnlich schon
(2)	Nicht oft
(3)	Überhaupt nicht

...

A7: Mich überkommt plötzlich ein panikartiger Zustand

(3)	Ja, tatsächlich sehr oft
(2)	Ziemlich oft
(1)	Nicht sehr oft
(0)	Überhaupt nicht

Summe = HADS-D Angst-Rohwert

Depressionsskala HADS-D
(Deutsche Version)

Depressionsskala

D1 : Ich kann mich heute noch so freuen wie früher

(0)	Ganz genau so
(1)	Nicht ganz so sehr
(2)	Nur noch ein wenig
(3)	Kaum oder gar nicht

...

D4 : Ich fühle mich in meinen Aktivitäten gebremst

(0)	Fast immer
(1)	Sehr oft
(2)	Manchmal
(3)	Überhaupt nicht

...

D7: Ich kann mich an einem guten Buch, einer Radio- oder Fernsehsendung freuen

(0)	Oft
(1)	Manchmal
(2)	Eher selten
(3)	Sehr selten

Summe = HADS-D Depressions-Rohwert

Einsatzbereich

HADS-D ist ein Selbstbeurteilungsinstrument speziell für den nicht-psychiatrischen Krankenhausbereich, welches generalisierte Angst und depressive Symptome beschreibt. Es ist als Screeningverfahren für den Bereich der somatischen Medizin konzipiert worden und inzwischen ein gut etabliertes Verfahren sowohl im englisch- als inzwischen auch im deutschsprachigen Raum. Die HADS-D lässt sich sowohl im klinischen als auch im ambulanten Setting einsetzen.

Aufbau

Dies HADS-D enthält 14 Items die sich gleichmäßig auf die Subskalen Angst und Depression verteilen. Die Itemwerte werden in wechselnder Richtung mit Werten zwischen 0–3 belegt.

Angstskala

Mit der HADS-D Angstskala werden vorwiegend generalisierte, frei flottierende Angstsymptomatiken erfasst. Situationsgebundene Ängste, wie sie etwa im Zusammenhang mit medizinischen Eingriffen auftreten können, werden nicht erfasst. Das letzte Item A7 stellt zusätzlich einen Bezug zu Panikattacken her.

Depressionsskala

Sie basiert auf dem Konzept einer milden sog. »endogenomorphen« Symptomatik, die sich durch eine herabgesetzte Fähigkeit charakterisiert, Freude zu erleben oder zu antizipieren. Dieses Konzept bietet laut Handbuch, als deskriptive Kategorie, zuverlässige Symptomüberschneidungen mit anderen Depressionsmodellen und stellt in dieser Logik den größten gemeinsamen symptomatischen Nenner dar.

Durchführung

Der HADS-D wird dem Patienten in einer Form ohne Itembewertung vorgelegt. Es bietet sich weiterhin an, die Fragen der beiden Subskalen zu mischen. Über einen Begleittext wird der Patient gebeten, die Fragen so zu beantworten, wie es für ihn persönlich in der letzten Woche am ehesten zutraf.

Auswertung

Die HADS-D wird getrennt für die zwei Subskalen Angst und Depression durch einfache Addition der Itemwerte erfasst. Damit ergibt sich ein möglicher Wertebereich zwischen 0 und 21 Punkten für jede Subskala. Die Sub-

⬛ **Tabelle 4.14.** Cut-off-Werte für HADS-D (nach Zigmond und Snaith, 1983)	
Wertebereich Subskala Angst/Depression	
0–7	Unauffällig
8–10	Grenzwertig
≥11 Punkte	Auffällig
Cut-off-Wert Subskala Angst/Depression getrennt (nach Hermann, 1995)	
≥11 Punkte Subskala Angst	≥9 Subskala Depression

skalen sollten nur ausgewertet werden, wenn nicht mehr als ein Item fehlt. Dieses ist ggf. durch den Mittelwert der sechs vorhandenen Items zu ersetzen.

Zigmond und Snaith (1983) geben als Erstautoren für ihre Untersuchungspopulation drei Wertebereiche an, die sich aus Ergebnissen eines klinischen Fremdratings ergeben haben (⬛ Tabelle 4.14).

In der Zwischenzeit wurden vielfältige Forschungsbemühungen um die Frage eines nützlichen Cut-Off-Werts investiert, da sowohl kulturspezifische Faktoren als auch die Frage nach dem Einsatzort die Trennwerte immer wieder in Frage gestellt haben.

Hermann et al. (1995) empfehlen aufgrund ihrer Forschungen an deutschen Patientenkollektiven eine entsprechend andere Bewertung. Sie legen den Cut-off-Wert für die Angstskala ebenfalls mit 11 und mehr Punkten fest. Eine Depression wird allerdings schon ab 9 Punkten aufwärts vermutet. Mit diesen Grenzwerten könne eine Sensitivität von 83,8% und eine Spezifität von 61,5% erreicht werden. Die Gesamt-Fehlklassifikationsrate läge damit bei 25,8%.

Normwerte

Das Handbuch stellt eine ausführliche Datenlage zu unterschiedlichen Vergleichspopulationen zusammen. Es werden Daten von allgemeinmedizinischen und internistischen Patienten, kardiologischen, hämatologischen und onkologischen, gastroenterologischen, rheumatologischen, gynäkologischen, neurologischen, psychiatrisch und psychosomatischen Patienten sowie einer gesunden Population diskutiert. Das größte Datenmaterial für den deutschsprachigen Raum haben Hermann et al. (1995) in einer Untersuchung an kardiologischen Patienten zusammengestellt.

⬛ Tabelle 4.15 stellt eine Übersicht von Mittelwerten unterschiedlicher Studien und Patientenpopulationen für beide Subskalen zusammen.

Testgüte

Die folgenden Testgütekriterien des HADS-D entstammen einer Untersuchung an 5579 kardiologischen Patienten von Hermann (1995). Er beschreibt u. a. folgende Parameter:

Reliabilität. Die interne Konsistenz wird für die Angstskala mit Cronbachs α von 0,80 und für die Depressionsskala mit 0,81 angegeben. **Retest-Reliabi-**

◼ **Tabelle 4.15.** Mittelwerte der HADS-D Subskalen in unterschiedlichen Patientenpopulationen. (Mod. nach Hermann, 1995)

Patientenkollektiv (µ)	HADS-D Subskalen	
	Depression	Angst
Allgemeine gesunde Kontrollpersonen	3,4	5,8
Medizinstudenten	2,9	6,2
Onkologische Patienten	5,4	5,9
Kardiologische Patienten	5,0	6,9
Neurologische Patienten	7,1	6,8
Kontrollpersonen mit Gesundheitsproblemen	4,6	7,9
Chron. Dialyse-Patienten	8,0	7,2
Rückenschmerz-Patienten	7,2	9,0
Fibromyalgie-Patienten	8,6	9,5
Psychiatrische Patienten	8,0	10,8

lität. Sie wird global mit r=0,71 für beide Subskalen angegeben. Es werden aber auch Daten zur sequentiellen Stabilität vorgelegt, die eine Retest-Korrelation bei einem Befragungsintervall von < 2 Wochen zwischen 0,81 und 0,89 angibt. Bei über sechswöchigem Intervall liegen die Koeffizienten für beide Subskalen um 0,70. Auf diesem Niveau bleiben sie auch nach längeren Intervallen von mehr als einem Jahr stabil. HADS-D wir dal ein **verlaufssensitives Verfahren** interpretiert, was durch Verlaufsstudien an Herzinfarktpatienten unterstützt wird. **Konvergente Validität.** Die konvergente Validität wurde durch Korrelationen mit der Paranoid-Depressivitäts-Skala von v. Zerssen und Koeler überprüft. Weiterhin wurden Fremdratingverfahren korreliert. Die gefundenen Werte werden im Zusammenhang mit den leicht divergierenden Konzeptualisierungen von Angst und Depression im Sinne einen konvergenten Validität gewertet. **Differentielle Validität.** Sie zeigt eine Abhängigkeit von Alter- und Geschlechtsvariablen. Bezüglich der Konstruktvalidität wird auf deutliche Mittelwertunterschiede zwischen den verschiedenen Gruppen gesunder sowie somatisch bzw. psychisch Kranker hingewiesen.

Entwicklung und Intention

Bereits 1983 wurde die HADS von Zigmond und Snaith vorgelegt. Sie wurde speziell für den Einsatz in nicht-psychiatrischen Krankenhausabteilungen konzipiert. Inzwischen ist sie zu einem viel genutzten und mehrfach übersetzten Instrument geworden. Mit der Veröffentlichung des deutschen Handbuchs 1995 und einer psychometrischen Überprüfung der Skala im deutschsprachigen Raum hat sie inzwischen ihren Platz in der klinischen

Forschung und in der breiten klinischen Anwendung gefunden. Die HADS-D wurde von der DGSS in ihrem neu überarbeiteten Schmerzfragebogen, der voraussichtlich 2005 als offizielle Empfehlung veröffentlicht wird, aufgenommen.

Kontaktadresse

Dr. Ch. Hermann
Abteilung für Psychosomatik und Psychotherapie
Georg-August-Universität
Von Siebold Str. 5
37075 Göttingen

Recherche

Literatur

Bjelland I, Dahl AA, Haug TT, Neckelmann D (2002) The validity of the Hospital Anxiety and Depression Scale. An update literature review. J Psychosom Res Feb;52(2): 69–77

Hermann Ch (1997) International experiences with the Hospital anxiety and Depression Scale review. A review of validation data and clinical results. J Psychosam Res Jan;42(1): 17–41

Komarahadi FL, Maurischat C, Härter M, Bengel J (2004) Zusammenhänge von Depressivität und Ängstlichkeit mit sozialer Erwünschtheit bei chronischen Schmerzpatienten. Schmerz 18: 38–44

Schulz-Stübner S, de Bruin J, Neuser J, Rossaint R (2001) Vergleich der Einschätzung von Depressivität und Ängstlichkeit durch einen standardisierten Fragebogen oder Fremdbeobachtung in einer universitären Prämedikationsambulanz. Anästhesiol Intensivmed Notfallmed Schmerzther 36: 331–335. Thieme, Stuttgart

Zigmond AS, Snaith RP (1983) The hospital anxiety and depression scale. Acta Psychiatr. Scand 67: 361–370

Handbuch

Hermann Ch, Buss U, Snaith RP (1995) HADS-D Hospital Anxiety and Depression Scale-Deutsche Version. Ein Fragebogen zur Erfassung von Angst und Depressivität in der somatischen Medizin. Huber, Bern

Kontrollüberzeugungen zu Krankheit und Gesundheit (KKG)

Im Folgenden finden Sie Aussagen, die Ihr körperliches Wohlbefinden betreffen. Bitte lesen Sie jede Aussage sorgfältig durch und entscheiden Sie, in welchem Ausmaß die Aussage auf Sie zutrifft oder nicht zutrifft. Sie haben dabei sechs verschiedene Antwortmöglichkeiten.

(1) Trifft sehr zu
(2) Trifft zu
(3) Trifft etwas zu
(4) Trifft eher nicht zu
(5) Trifft nicht zu
(6) Trifft gar nicht zu

KKG

(1)	Wenn ich mich körperlich nicht wohl fühle, dann habe ich mir das selbst zuzuschreiben.	(1) (2) (3) (4) (5) (6)	I
(2)	Wenn ich Beschwerden habe, suche ich gewöhnlich einen Arzt auf.	(1) (2) (3) (4) (5) (6)	S
(3)	Ob meine Beschwerden länger andauern, hängt vor allem vom Zufall ab.	(1) (2) (3) (4) (5) (6)	F
(4)	Wenn ich mich körperlich wohlfühle, dann verdanke ich dies vor allem den Ratschlägen und Hilfen anderer.	(1) (2) (3) (4) (5) (6)	S
(5)	Wenn bei mir Beschwerden auftreten, dann habe ich nicht genügend auf mich aufgepasst.	(1) (2) (3) (4) (5) (6)	I
...			
(18)	Es liegt an mir, wenn meine Beschwerden nachlassen.	(1) (2) (3) (4) (5) (6)	I
(19)	Ich bin der Meinung, dass Glück und Zufall eine große Rolle für mein körperliches Befinden spielen.	(1) (2) (3) (4) (5) (6)	F
(20)	Wenn ich mich unwohl fühle, wissen andere am besten, was mir fehlt.	(1) (2) (3) (4) (5) (6)	S
(21)	Es liegt an mir, mich vor Beschwerden zu schützen.	(1) (2) (3) (4) (5) (6)	I

An welche Beschwerden haben Sie gedacht, als Sie den Fragebogen ausfüllten?

....

....

Einsatzmöglichkeiten

Der KKG-Fragebogen dient der Erhebung von Kontrollüberzeugungen über Krankheit und Gesundheit. Er eignet sich zum gezielten Einsatz, wo Kontrollüberzeugungen und Patientencompliance mit dem Behandlungsverlauf interagieren. Der KKG ist, wie alle psychometrischen Messinstrumente, kein Diagnostikum. Er kann aber einen schnellen Überblick über die Kontrollüberzeugungen von einzelnen Patienten und damit die Einflussmöglichkeiten auf eine Schmerzerkrankung bieten.

Aufbau

In Anlehnung an bereits vorliegende anglo-amerikanische Fragebögen zu Kontrollüberzeugungen unterscheidet der KKG die wesentlichen gesundheits- bzw. krankheitsbezogenen Kontrollüberzeugungen. Dahinter steht die soziale Lerntheorie Rotters, die folgende Kontrollüberzeugungen unterscheidet:

a) **Internale Kontollüberzeugung**: die Einstellung, dass Gesundheit und Krankheit durch die eigene Person kontrollierbar sind. (*»Es liegt an mir, wenn meine Beschwerden nachlassen.«*)

b) **Externale soziale Kontrollüberzeugung**: die Einstellung, dass Gesundheit und Krankheit durch andere Personen (z. B. Therapeuten, Ärzte) kontrollierbar sind. (*»Wenn ich Beschwerden habe, suche ich gewöhnlich einen Arzt auf.«*)

c) **Externale fatalistische Kontrollüberzeugung**: die Einstellung, dass Gesundheit und Krankheit nicht kontrollierbar sind (Zufalls- bzw. Schicksalsabhängigkeit des eigenen Gesundheitszustands). (*«Ob Beschwerden verschwinden, hängt vor allem davon ab, ob ich Glück habe oder nicht.«*)

Jede der drei Kontrollüberzeugungsdimensionen wird mit sieben Items erfasst, die mit Hilfe sechsstufiger Likert-Skalen zu beantworten sind. Es bestehen die Antwortmöglichkeit von »trifft sehr zu« bis »trifft gar nicht zu«. Die zu den einzelnen Kontrollüberzeugungen zugehörigen Fragen sind in der Skala zufällig verteilt.

Auswertung

Für die beschriebenen drei Skalen werden die Punktwerte zu Gesamtrohwerten addiert. Die Items werden wie folgt zugeteilt:

- Internale Kontrollüberzeugung (KKG-I): 1,5,8,16,17,18,21
- Externale soziale Kontrollüberzeugung (KKG-S): 2,4,6,10,12,14,20
- Externale fatalistische Kontrollüberzeugung (KKG-F): 3,7,9,11,13,15,19

Zur leichten manuellen Auswertung werden mit dem Handbuch zum KKG Auswertungsschablonen angeboten.

Um eine sinngerechte Polung der Rohwerte zu erreichen, so dass hohen Rohwerten auch hohe Kontrollüberzeugungen entsprechen, muss eine Umpolung vorgenommen werden. Dazu werden die errechneten Rohwerte von 49 (höchste erreichbare Punktzahl pro Subskala) subtrahiert. Die Spanne der möglichen Werte beträgt damit 7–42 Punkte.

Die **Interpretation** bezieht auf die einzelnen Subskalen:

a) Ein hoher **Internalitätswert** besagt, dass eine Person glaubt, gesundheits- und krankheitsbezogene Ereignisse selbst kontrollieren zu können. Die

Einstellung, dass der eigene Gesundheitszustand beeinflussbar ist, legt nahe, dass bei Internalität auch eine entsprechende Handlungsbereitschaft besteht, den eigenen Gesundheitszustand zu erhalten bzw. an der Überwindung einer Erkrankung zu arbeiten. Der Glaube, durch eigenes Handeln Kontrolle auf den jeweiligen körperlichen Zustand ausüben zu können, kann jedoch zu Konflikten mit anderen Behandlungskonzepten führen, wenn die eigenen Konzepte von diesen Behandlungskonzepten abweichen.

b) Ein hoher Wert bei der **sozialen Externalität** besagt, dass eine Person glaubt, der eigene körperliche Zustand sei hauptsächlich durch das Handeln anderer bestimmt, womit in der Regel Ärzte oder das Pflegepersonal gemeint sein werden. Dies bedeutet, dass in der Regel nur geringe Bestrebungen bestehen, aus Eigeninitiative heraus den eigenen körperlichen Zustand zu beeinflussen, dass jedoch eine hohe Bereitschaft besteht, Anweisungen und Vorschläge durch andere zu befolgen. Die Compliance mag hier am höchsten sein.

c) Ein hoher Wert bei der **fatalistischen Externalität** besagt, dass der Patient glaubt, sein eigener gesundheitlicher Zustand hänge hauptsächlich von Zufällen, vom Glück oder vom Schicksal ab. Dies bedeutet, dass wenig Chancen gesehen werden, den eigenen körperlichen Zustand gezielt zu beeinflussen (weder durch Eigeninitiative noch durch die Initiative anderer). Sowohl Prophylaxe- als auch Compliancebereitschaft dürften bei dieser Einstellung gering ausgeprägt sein.

Die Kombination der drei Werte zueinander zeigt die Einstellung der Patienten über die drei Dimensionen hinweg. Bei der Betrachtung der Verhältnisse der Werte zueinander lässt sich beurteilen, ob eine Einstellung in einem spezifischen Kontext als angemessen oder weniger angemessen zu klassifizieren ist.

Normwerte

Im Manual zum KKG wird eine Normierungsstichprobe mit 1092 Jugendlichen (12–20 Jahre) und 420 Erwachsenen (21–65 Jahre) angegeben. Aus Gründen der Relevanz für die klinische Anwendung werden hier nur Auszüge aus dem relativ umfangreichen Datenmaterial wiedergegeben (■ Tabelle 4.16).

Testgüte

Als Testgütekriterien werden im Handbuch die Objektivität, die Reliabilität und die Validität angegeben. Erstere wird durch die Standardisierung in Durchführung und Auswertung dargestellt. Die Retest-Reliabilität liegt zwischen 0,66 und 0,78, die interne Konsistenz (Cronbachs α) zwischen 0,64 und 0,77. Die kriterienbezogene Validität wurde durch Korrelationen zu Außenkriterien und Gruppenvergleiche dargestellt. Die Konstruktvalidität wurde durch Interkorrelationen der Subskalen und Faktorisierungsanalysen überprüft. Insgesamt handelt es sich um eine Skala mittlerer Testgüte.

◘ **Tabelle 4.16.** Vergleichsstichproben zum KKG: Kontrollüberzeugungen von Patienten mit verschiedenen Erkrankungen. (Kontrastiert mit den Kontrollüberzeugungen von Gesunden)

KKG Mittelwerte	Gesunde n=1512	Diabetes mellitus n=25	Asthma bronchiale n=40	Chronischer Schmerz n=19	F	p
Internalität	26,87	30,63	28,70	23,89	6,287	0,000
Soziale Externalität	22,20	25,67	24,58	19,44	6,127	0,000
Fatalistische Externalität	19,72	16,96	19,11	17,59	1,788	0,149

Entwicklung und Intention

Der KKG-Fragebogen wurde in Anlehnung an anglo-amerikanische Fragebögen, vor allem der MHLC (Multidimensional Health Locos of Control Scale) von Wallston et al. (1972), entwickelt. Es wurde keine Übersetzung, sondern vielmehr eine kulturelle und testtheoretische Anpassung und Erweiterung durch Lohaus und Schmitt vorgenommen.

Recherche

Literatur

Lohaus A, Schmitt GM (1988) Kontrollüberzeugungen zu Krankheit und Gesundheit (KKG): Bericht über die Entwicklung eines Testverfahrens. Diagnostica

Handbuch

Lohaus A, Schmitt GM (1989) Fragebogen zur Erhebung von Kontrollüberzeugungen zu Krankheit und Gesundheit (KKG), Hogrefe, Göttingen

Internet-Links

Nasri AD (2002) Fragebogen zur Erhebung von Kontrollüberzeugungen zu Krankheit und Gesundheit. http://www.uni-mainz.de~nasri/kkg.html (10.04.2002)
Hogrefe-Verlag http://www.testzentrale.de (geprüft 20.09.04)

Pain Disability Index (PDI)

Bitte geben Sie im Folgenden an, wie stark Sie durch die Schmerzen in den verschiedenen Bereichen Ihres Lebens beeinträchtigt sind. Das heißt: Wie sehr hindern die Schmerzen Sie daran, ein normales Leben zu führen?

Familiäre und häusliche Verpflichtungen: (Dieser Bereich bezieht sich auf Tätigkeiten, die das Zuhause oder die Familie betreffen. Er umfasst Hausarbeit und Tätigkeiten rund um das Haus bzw. die Wohnung, auch Gartenarbeiten.)

(0)   (1)   (2)   (3)   (4)   (5)   (6)   (7)   (8)   (9)   (10)

Keine Beeinträchtigung   Völlige Beeinträchtigung

Erholung: (Dieser Bereich umfasst Hobbys, Sport und Freizeitaktivitäten.)

(0)   (1)   (2)   (3)   (4)   (5)   (6)   (7)   (8)   (9)   (10)

Keine Beeinträchtigung   Völlige Beeinträchtigung

Soziale Aktivitäten: (Dieser Bereich bezieht sich auf das Zusammensein mit Freunden und Bekannten wie z. B. Feste, Theater- und Konzertbesuche, Essen gehen und andere soziale Aktivitäten.)

(0)   (1)   (2)   (3)   (4)   (5)   (6)   (7)   (8)   (9)   (10)

Keine Beeinträchtigung   Völlige Beeinträchtigung

Beruf: (Dieser Bereich bezieht sich auf Aktivitäten, die ein Teil des Berufs sind oder unmittelbar mit dem Beruf zu tun haben; gemeint ist auch Haushaltstätigkeit.)

(0)   (1)   (2)   (3)   (4)   (5)   (6)   (7)   (8)   (9)   (10)

Keine Beeinträchtigung   Völlige Beeinträchtigung

Sexualleben: (Dieser Bereich bezieht sich auf die Häufigkeit und die Qualität des Sexuallebens.)

(0)   (1)   (2)   (3)   (4)   (5)   (6)   (7)   (8)   (9)   (10)

Keine Beeinträchtigung   Völlige Beeinträchtigung

Selbstversorgung: (Dieser Bereich umfasst Aktivitäten, die Selbstständigkeit und Unabhängigkeit im Alltag ermöglichen wie z. B. sich waschen und anziehen, Auto fahren, ohne dabei auf fremde Hilfe angewiesen zu sein.)

(0)   (1)   (2)   (3)   (4)   (5)   (6)   (7)   (8)   (9)   (10)

Keine Beeinträchtigung   Völlige Beeinträchtigung

Lebensnotwendige Tätigkeiten: (Dieser Bereich bezieht sich auf absolut lebensnotwendige Tätigkeiten wie Essen, Schlafen und Atmen.)

(0)   (1)   (2)   (3)   (4)   (5)   (6)   (7)   (8)   (9)   (10)

Keine Beeinträchtigung   Völlige Beeinträchtigung

Einsatzbereich

Der Pain Disability Index (PDI) misst die subjektiv erlebte Beeinträchtigung durch Schmerzen für sieben Bereiche der *Alltagsaktivität* und lässt sich in einen subjektiven *Behinderungsgrad* übersetzen. Der PDI eignet sich für die Arbeit mit Schmerzpatienten im klinischen Alltag. Er ist eine gute Hilfestellung bei stationärer wie ambulanter Verlaufsbeobachtung, wobei das Erfassungsintervall sicherlich nicht kleiner als 2–3 Monate sein sollte. Eine wichtige Rolle spielt der PDI bei gutachterlichen Fragestellungen. Für Verlaufskontrollen innerhalb eines stationären Settings ist der PDI nicht geeignet, da er sich u. a. auf das soziale Umfeld bezieht.

Der PDI ist einfach anzuwenden und übersichtlich für Patienten und Auswerter. Er ist aus der Schmerzdokumentation heute kaum mehr wegzudenken.

Aufbau

Der PDI erfasst das Ausmaß an subjektiver schmerzbedingter Behinderung. Behinderung wird hier definiert als »the extend to which chronic pain interferes with a person's ability to engage in various life activities«. Der Patient wird gebeten, das subjektive Beeinträchtigungserleben zu den folgenden Dimensionen über numerische Ratingskalen (0–10) zu beurteilen:

1. Familiäre und häusliche Verpflichtung
2. Erholung
3. Soziale Aktivitäten
4. Beruf
5. Sexualleben
6. Selbstversorgung
7. Lebensnotwendige Tätigkeiten

Als Bezugsdimension gilt die *derzeitige schmerzbedingte* Beeinträchtigung.

Auswertung

Der PDI ergibt sich aus dem *Summenwert* der sieben Einzelitems. Das Ergebnis liegt zwischen 0 und 70. Um einen *Index* entsprechend der Ratingskala (zwischen 0 und 10) zu erhalten, kann der Summenwert durch die Anzahl der gültigen Antworten geteilt werden.

Behinderungseinschätzung nach Dillmann

Die subjektive Einschätzung der Behinderung von Schmerzpatienten können nach Dillmann et al. über Vergleichsdaten aus dem PDI abgeschätzt werden. Dillmann et al. (1994) haben sie auf der Basis von vier Untersuchungen zusammengestellt. Daraus ergibt sich eine ganz übersichtliche Angabe zur subjektiven Behinderungseinschätzung der Patienten (◘ Tabelle 4.17).

Normwerte

◘ Tabelle 4.18 stellt eine Auswahl von PDI-Summenwerten aus mehreren klinischen Studien zusammen. Es zeigt sich, dass das subjektive Beeinträchtigungserleben ein sensibler Parameter für die Schmerzchronifizierung ist.

◘ **Tabelle 4.17.** PDI-Prozentränge zur Behinderungseinschätzung

Prozentrang [%] subjektive Behinderung	PDI-Summenwert
5	8
10	10
20	20
30	24
40	29
50	33
60	36
70	41
80	46
90	52
85	57
99	65

Testgüte

Das Instrument gilt als ökonomisches, valides und reliables Screeninginstrument zur Erfassung von Behinderung. Der Reliabilitätswert Cronbachs α wird in den unterschiedlichen Studien mit 0,88–0,93 angegeben. Die Homogenität der Skala wird wiederholt diskutiert, was aber dem klinischen Nutzen keinen Abbruch tut. Es existiert eine valide und reliable Version zur Befragung von Angehörigen.

Trotz dieser positiven testtheoretischen Bewertung soll auf zwei klinische Beobachtungen hingewiesen werden.

▬ Die Frage 5 des PDI bezieht sich auf das Sexualleben der Patienten und wird sehr unterschiedlich beantwortet. Bei fehlendem Partner kommen

◘ **Tabelle 4.18.** Vergleichsstichproben PDI (u. a. aus Dillmann, 1994)

Studienpopulation	n	PDI-Summenwert ($\mu \pm s$)	Alter μ	Studie
Bevorstehende Hüft-TEP	42	37,0 ± 13,7	58,4	Nilges (1992)
	154	31,5 ± 15,4	44,9	Luka-Krausgill (1995)
	40	30,5 ± 13,9	47,8	Saile u. Dietrich (1992)
	82	32,6 ± 15,1	44,7	Saile u. Schmitz (1991)
Patienten einer orthopädischen Schmerzklinik	207	36,4 ± 14,2 Stadium 1: 30,9 ± 13,2 Stadium 2: 38,5 ± 13,1 Stadium 3: 45,6 ± 12,4	52,4	Pioch (2001)

Antwortvariationen zwischen 0 – »kein Sexualleben« – und auch 10
– »es fehlt mir« – vor. Häufig wird diese Frage ausgelassen.

━ Die Frage 4 zum beruflichen Leben wird von Rentnern verständ-
licherweise häufig nicht oder aber nicht korrekt beantwortet.

Ähnliche Skalen

Eine weitere Skala zur schmerzspezifischen Selbstbeurteilung der Lebenszu-
friedenheit ist der QOLS (Quality of Life Scale for Pain Patients). Der QOLS
bezieht sich auf die trotz Schmerzen mögliche Funktions- und Erlebnisfä-
higkeit. Der Fragebogen besteht aus fünf Items des PDI und zwei zusätzlichen Items zur »educational development« und »expectation/hopes for fu-
ture«. Der QOLS hat allerdings im deutschen Sprachraum keine wesentliche
Verbreitung gefunden.

Entwicklung und Intention

Der PDI kommt aus dem anglo-amerikanischen Sprachraum. Er wurde von
Pollard entwickelt und 1984 wahrscheinlich erstmalig veröffentlicht. Eine
deutsche Übersetzung konnte 10 Jahre später von Dillmann (1994) veröffentlicht werden. Einzelne Variationen, wie der QOLS (▶ s. oben), wurden
ebenfalls publiziert, haben sich aber nicht durchgesetzt. Mit der Aufnahme
des PDI in die meisten standardisierten Schmerzdokumentations-Empfeh-
lungen ist diese Skala aus der heutigen Schmerzdokumentation nicht mehr
wegzudenken.

Kontaktadresse

U. Dillmann, Dipl. Psych. Ulrich Schmitz, Dr. Helmut Saile
Universität Trier
Institut für Psychologie
Postfach 3825
Trier

Lizenzrecht

Es werden derzeit keine Lizenzrechte erhoben.

Recherche

Literatur

Dillmann U, Nilges P, Saile H, Gerbershagen HU (1994) Behinderungseinschätzung bei
chronischen Schmerzpatienten. Der Schmerz 8: 100–110

Nilges P, Deuker N, Kirschner P (1992) Schmerz, Funktionsbehinderung, psychische Beeinträchtigung und Behinderungsverlauf bei Patienten mit Hüftgelenkprothesen. In: Mon-
taca L (Hrsg.) Bericht über den 38. Kongreß der Deutschen Gesellschaft für Psychologie
in Trier 1992. Hogrefe, Göttingen, S 532

Nilges P, Kröner-Herwig B, Denecke H (1995) Qualitätssicherung in der Therapie chronischen Schmerzes. Ergebnisse einer Arbeitsgruppe der DGSS zur psychologischen Diagnostik. VI. Verfahren zur Erfassung von Behinderung/Beeinträchtigung. VII. Verfahren
zur Erfassung schmerzrelevanter interaktioneller Aspekte in Familie und Partnerschaft.
Der Schmerz 9: 242–247

Petrak F, Hardt J, Kappis B (2003) Determinants of health-related quality of life in patients
with persistent somatororm pain disorders. European Journal of Pain 7 (5): 463–471

Pollard CA (1984) Preliminary validity study of the Pain Disability Index. Percept. and Motor Skills 59, p 974

Raymond C, Tait RC, Chibnal JT (1990) The Pain disability Index: psychometric properties. Pain 40 (2): 171–182

Ruoß M (1997) Schmerz und Behinderung als subjektive Konstruktionen. Schmerz 11: 305–313

Saile H, Schmitz U (1991) Zur Überprüfung des Circumplex-Modells: familiäre Adaptabilität und Kohäsion bei chronischen Schmerzpatienten. System Familie 4: 223

Saile H, Dietrich A (1992) Familiäre und schmerzbezogene Merkmale aus der Sicht von chronischen Schmerzpatienten und deren Partnern. Psychother. Psychosom Med Psychol 42: 273

Saile H, Schmitz U (1992) Chronische Schmerzen im Kontext von Partnerschaft und Familie. In: E. Geissner, G. Jungitsch (Hrsg.): Psychologie des Schmerzes – Diagnose und Therapie. Psychologische Verlags Union, Weinheim

Tait RC, Chibnall JT, Marfolis RB (1990) Pain extent: relation with psychological state, pain serverity, pain history and disability. Pain 41: 295

Tait RC, Pollard CA, Margolis RB (1987) The Pain Disability Index: psychometric and validity data. Arch Phys Med Rehabil 68: 438

Westhoff G (1993) Handbuch psychosozialer Messinstrumente. Hogrefe, Göttingen

Internet-Links

Kohlmann Th, Gerbershagen HU (2000) Pain Disability Index, EQA-Newsletter Juni 2000 aus dem DRK-Schmerzzentrum Mainz. In: http://www.schmerz-zentrum.de/eqa/nl_archive/nl_200006.html (letzte Aktualisierung 04.02.2004)

Symptomcheckliste (SCL-90-R)

Wie sehr litten Sie in den letzten 7 Tagen unter...

		Über- haupt nicht	Ein wenig	Ziem- lich	Stark	Sehr stark
		(0)	(1)	(2)	(3)	(4)
1.	Kopfschmerzen?	(0)	(1)	(2)	(3)	(4)
2.	Nervosität oder innerem Zittern?	(0)	(1)	(2)	(3)	(4)
3.	immer wieder auftauchenden unangenehmen Gedanken, Worten oder Ideen, die Ihnen nicht mehr aus dem Kopf gehen?	(0)	(1)	(2)	(3)	(4)
...						
88.	dem Eindruck, sich einer ande- ren Person nie so richtig nahe fühlen zu können?	(0)	(1)	(2)	(3)	(4)
89.	Schuldgefühlen?	(0)	(1)	(2)	(3)	(4)
90.	dem Gedanken, dass irgend- etwas mit Ihrem Verstand nicht in Ordnung ist?	(0)	(1)	(2)	(3)	(4)

Einsatzbereich

Der Einsatz des SCL-90-R wird in einer ganzen Reihe von Untersuchungen im Umfeld von Schmerzpatienten verwandt. Für den klinischen Einsatz können einzelne Subskalen je nach Untersuchungsaspekt ausgewählt werden, was allerdings im wissenschaftlichen Kontext eher umstritten ist (Gerbershagen, 2000). Der SCL-90-R ist nicht Inhalt der empfohlenen standardisierten Schmerzdiagnostik. Es kann aber davon ausgegangen werden, dass die Subskalen einen ausreichenden Hinweis auf Störungen oder psychische Belastungen im Sinne eines Screeninginstruments (es kann damit keine Diagnose gestellt werden) erbringen können.

Aufbau

Die SCL-90-R misst subjektiv empfundene psychische Belastungen durch 90 vorgegebene körperliche und psychische Symptome während der vergangenen 7 Tage. Mit Hilfe von 90 Fragen können neun Subskalen und drei globale Kennwerte beschrieben werden.

Subskalen

1. Somatisierung
2. Zwanghaftigkeit
3. Unsicherheit im Sozialkontakt
4. Depressivität
5. Ängstlichkeit

6. Agressivität/Feindseligkeit
7. Phobische Angst
8. Paranoides Denken
9. Psychotizismus

Globale Kennwerte

1. GSI (Global Severity Index) als Maß für die grundsätzliche psychische Belastung.
2. PSDI (Positive Symptom Distress Index) als Maß für die Intensität der Antworten.
3. PST (Positive Symptom Total) gibt Auskunft über die Anzahl der Symptome, bei denen eine Belastung vorliegt.

Die Antwortmöglichkeiten zur individuellen Belastung wird über eine fünfstufige Likert-Skala (überhaupt nicht = 0; ein wenig = 1; ziemlich = 2; stark = 3; sehr stark = 4) angegeben. Die einzelnen Subskalen umfassen grob die folgenden Themenschwerpunkte.

Subskala Somatisierung. Zwölf Items beschreiben einfache körperliche Belastungen bis hin zu funktionellen Störungen. Die Skala umfasst Belastungen, die dadurch entstehen, dass man in Systemen mit starker autonomer Regulation körperliche Dysfunktionen wahrnimmt, welche sowohl kardiovaskulärer, gastrointestinaler als auch respiratorischer Art sein können.

Subskala Zwanghaftigkeit. Zehn Items umfassen leichte Konzentrations- und Arbeitsstörungen bis hin zu ausgeprägter Zwanghaftigkeit.

Subskala Unsicherheit im Sozialkontakt. Neun Items beschreiben leichte soziale Unsicherheit bis hin zum Gefühl völliger persönlicher Unzulänglichkeit.

Subskala Depressivität. Es werden Traurigkeit bis hin zu schwer ausgeprägten depressiven Symptomen in 13 Items erfasst.

Subskala Ängstlichkeit. Zehn Items beschreiben körperlich spürbare Nervosität bis hin zu Angst. Der Fokus wird auf manifeste Angst mit Nervosität, Spannung und Zittern, Panikattacken und Schreckgefühlen gelegt. Als kognitive Komponente werden Gefühle von Besorgnis und Furcht erfasst. Ebenso werden somatische Korrelate der Angst mit einbezogen.

Subskala Aggressivität/Feindseligkeit. Sie beinhaltet Reizbarkeit und Unausgeglichenheit bis hin zu starker Aggressivität mit feindlichen Aspekten.

Subskala Phobische Angst. Sieben Items beschreiben ein leichtes Gefühl von Bedrohung bis hin zu massiver phobischer Angst.

Subskala Paranoides Denken. Misstrauen und Minderwertigkeitsgefühle bis hin zu starkem paranoidem Denken werden über sechs Items erfasst.

Subskala Psychotizismus. Es wird das milde Gefühl der Isolation und Entfremdung bis hin zu dramatischer Evidenz psychotischen Erlebens in zehn Items beschrieben.

Auswertung

Die Auswertung des SCL-90-R erfolgt über die Berechnung von T-Werten. T-Werte sind Transformationswerte, die aus einer Normstichprobe berechnet wurden. Die T-Transformation setzt den Mittelwert der Normgruppe auf 50 und die Standardabweichung auf 10 fest. Oberhalb von T=80 werden keine weiteren T-Werte berechnet (T>80 führt zu T=80). Damit erlangen

66% der Normgruppe T-Werte zwischen T=40 und T=60 bzw. 98% T-Werte zwischen T=30 und T=70.

Als Faustregel gilt:

- T-Werte zwischen 60–64 sind leicht erhöht.
- T-Werte zwischen 65–69 sind deutlich erhöht.
- T-Werte zwischen 70–74 sind stark erhöht.
- T-Werte zwischen 75–80 sind sehr stark erhöht.

Zur einfacheren Umsetzung in der Klinik wurde eine vereinfachte Auswertungstabelle erstellt. Das Beispiel von ▣ Tabelle 4.19 bezieht sich auf die Normwerte der 50–59-Jährigen, entsprechend einer Patientenpopulation mit Altersdurchschnitt von 52 Jahren. Die Wertebereiche werden hier grob kategorisiert. Für den Einzelfall kann eine Spezifizierung durchgeführt werden.

Normwerte

Die Normstichprobe wurde aus einer repräsentativen Eichstichprobe von 2141 Erwachsenen aus allen Teilen der Bundesrepublik Deutschland im Jahre 2001 erstellt. Diese Stichprobe ist Grundlage für die Berechnung der umfangreichen T-Wert-Tabellen, die dem entsprechenden Handbuch zu entnehmen sind. Weitere Untersuchungen mit Datenmaterial zu Jugendlichen im Alter von 12–17 Jahren und Studierenden der Universität Essen liegen vor (Franke, 2002). Ebenso wurden stationäre Psychotherapieklienten, HIV-Infizierte, stationäre schizophrene Patienten sowie ambulante sehbehinderte Patienten untersucht. Die Daten beziehen sich auf rund 11.000 Personen.

Testgüte

Varianzanalytische Untersuchungen legen die Differenzierung der T-Wert-Tabellen nach Geschlecht und Alter nahe. Die interne Konsistenz (Cronbachs α) der Subskalen liegt zwischen r=0,75 und 0,87. Die Test-Retest-Reliabilität liegt bei einer Messwiederholung innerhalb 1 Woche für die unterschiedlichen Subskalen zwischen r=0,69 (Phobische Angst) und r=0,92 (Depression). Eine Möglichkeit zur Verlaufsdiagnostik wird diskutiert.

Die Validität wurde über die Interkorrelation der Skalen, die konvergente und diskriminante Validität für die einzelnen Subskalen untersucht. Es liegt eine große Zahl von Untersuchungen zu diesem Thema vor, die im Handbuch detailliert nachgelesen werden können. Im Einzelnen werden Korrelationsuntersuchungen zu folgenden Themen analysiert: der Zusammenhang

▣ **Tabelle 4.19.** Beispiel einer vereinfachten Auswertungshilfe für Subskalen des SCL-90-R (Pioch)

SCL-90-R	(für 50–59-Jährige)		Frauen	Männer
Angst	Keine Auffälligkeit	T<60	<8	<5
	Erhöhte Wert	T>60 und <70	8–16	5–13
	Auffälliger Befund	T>70	>16	>13
Somatisierung	Keine Auffälligkeit	T<60	<14	<9
	Erhöhte Werte	T>60 und <70	14–22	9–16
	Auffälliger Befund	T>70	>22	>16

mit körperlicher Belastung, Angst, Depressivität, Gefühlszuständen, mit Befindlichkeitsmaßen und Befindlichkeitsskalen, Persönlichkeitseigenschaften, Kontrollüberzeugungen, Stressverarbeitung, Burn-out, Krankheitsverarbeitung und mit sozialer Unterstützung. Die Validität der einzelnen Subskalen wird im Allgemeinen als recht hoch betrachtet.

Entwicklung und Intention

Die Entwicklung der Symptomcheckliste 90 (SCL-90) geht auf verschiedene kürzere Versionen aus den 50iger Jahren des 20. Jahrhunderts zurück, die im Rahmen von militärischen Studien in den USA der Nachkriegszeit durchgeführt wurden. Spätere Versionen kamen bei plazebo-kontrollierten Doppelblindstudien von Psychopharmaka und bei Dosisstudien derselben zum Einsatz. Die in den 60iger Jahren überwiegend genutzte Hopkins-Symptomcheckliste (H-SCL-58) bezog sich auf die fünf Faktoren Somatisierung, Zwanghaftigkeit, Unsicherheit im sozialen Kontakt, Depressivität und Ängstlichkeit. 1977 wurde die SCL-90-R durch Derogatis mit nun insgesamt neun Subskalen vorgestellt. 1995 wurde erstmals ein deutsches Handbuch veröffentlicht. Seither erfreut sich die SCL-90-R auch im deutschsprachigen Raum großer Anwendung.

Eine Untersuchung des SCL-90-R von Hardt und Gerbershagen (2001) an chronischen Schmerzpatienten kam allerdings zu keinen günstigen Ergebnissen. Nach einer Faktorenanalyse wurde eine gekürzte Version, SCL-27, erarbeitet. Für SCL-27 wird von befriedigenderen Ergebnisse berichtet.

Recherche

Literatur

Buse S (2002) Einsatz und Verwendung der Symptomcheckliste SCL-90-R bei unterschiedlichen Patientenkollektiven. Ein Vergleich zwischen Konsilpatienten einer Universitätsklinik und Patienten eine psychosomatischen Poliklinik. Dissertation, Universität Düsseldorf

Hardt J, Gerbershagen HU, Franke P (2000) The symptom check-list, SCL-90-R: its use and characteristics in chronic pain patients. European Journal of Pain 4(2): 137–148

Hardt J, Gerbershagen HU (2001) Cross-validation of the SCL-27: a short psychometric screening instrument for chrinic pain patients. European Journal of Pain 5(2): 187–197

Hardt J, Egle UT, Kappis B, Hessel A, Brähler E (2004) Die Symptom-Checkliste SCL-27. Ergebnisse einer deutschen Repräsentativbefragung. Psychother Psychosom Med Psychol 214–223

Heger S, Lieberz K (2000) Schwellenprobleme, Erfahrungen beim Aufbau einer psychosomatischen Schmerzsprechstunde. Schmerz15;(6): 372–9

Pioch E (in Druck) Sommerfelder Schmerzfragebogen. Handanweisungen und Auswertungsschablonen. Sonnenbogen, Berlin-Marwitz

Popp M (2000) Nutzen und Grenzen der SCL-90-R zur Erfassung des psychischen Zustandes von Patienten in einer akutpsychiatrischen Klinik. Diplomarbeit, Universität Freiburg

Handbücher

Franke GH (2002) Symptom-Checkliste von L.R. Derogatis, SCL-90-R, deutsche Version, 2. Auflage, Beltz-Test, Göttingen

Internet-Links

Hogrefe-Verlag http://www.testzentrale.de (geprüft 20.09.04)

Schmerzempfindungsskala (SES)

Die nachfolgenden Aussagen beschreiben die Schmerzempfindung etwas genauer. Bitte geben Sie bei jeder Aussage an, ob die vorgegebene Empfindung für Ihre Schmerzen stimmt. Sie haben bei jeder Aussage **vier** Antwortmöglichkeiten.

(4) = Trifft genau zu
(3) = Trifft weitgehend zu
(2) = Trifft ein wenig zu
(1) = Trifft nicht zu

Beurteilen Sie Ihre Schmerzen so, wie sie in der letzten Zeit (ca. die letzten 3 Monate) typisch gewesen sind. Bitte machen Sie in jeder Zeile ein Kreuz und lassen Sie bei der Beantwortung keine Aussage aus.

Ich empfinde meine Schmerzen	Trifft genau zu	Trifft weitge-hend zu	Trifft ein wenig zu	Trifft nicht zu
1. als quälend.	(4)	(3)	(2)	(1)
2. als grausam	(4)	(3)	(2)	(1)
3. als erschöpfend.	(4)	(3)	(2)	(1)
...				
22. als hämmernd.	(4)	(3)	(2)	(1)
23. als heiß.	(4)	(3)	(2)	(1)
24. als durchstoßend.	(4)	(3)	(2)	(1)

Bitte überprüfen Sie nochmals, ob Sie auch nichts ausgelassen haben.

Einsatzbereich

Die Schmerzempfindungsskala differenziert sensorische von affektiv ge-färbten Schmerzempfindungen. Sie kann in der Beurteilung der Verteilung von nozizeptiven und affektiven Anteilen der Schmerzerkrankung hilfreiche Hinweise geben. Damit ist die SES insbesondere bei Patientenkollektiven mit hoher psychosomatischer Beteiligung interessant. Sie wird in einzelnen »standardisierten Schmerzdokumentationen« (vollständig oder abgeändert) aufgeführt.

Aufbau

Dem SES liegt eine Konstruktvorstellung zugrunde, die Schmerzempfin-dung in fünf Qualitäten unterscheidet. Demnach kann der Schmerz über folgende Bereiche beschrieben werden:

- Allgemeines affektives Schmerzerleben
- Schmerzangaben der Hartnäckigkeit
- Sensorische Schmerzangaben der Rhythmik
- Sensorische Schmerzangaben des lokalen Eindringens
- Sensorische Schmerzangaben der Temperatur

Die ersten beiden Bereiche gehören zu den Globalmaßen der affektiven Schmerzempfindungen und die letzten drei werden zu den sensorischen Schmerzempfindungen zusammengefasst (◘ Tabelle 4.20).

Auswertung

Die Werte der SES-Einzelitems werden durch einfaches Aufsummieren ohne weitere Gewichtung ermittelt. Damit ergeben sich folgende mögliche Summenwerte:

- Affektive Schmerzempfindung: 14–56 Punkte
  - Allgemeine affektive Schmerzangaben: 8–32 Punkte
  - Schmerzangaben der Hartnäckigkeit: 6–24 Punkte
- Sensorische Schmerzempfindungen: 10–40 Punkte
  - Sensorische Schmerzangaben der Rhythmik: 3–12 Punkte
  - Sensorische Schmerzangaben des Lokalen Eindringens: 4–16 Punkte
  - Sensorische Schmerzangaben der Temperatur: 3–12 Punkte

Zur besseren Übersichtlichkeit in der Einzeldiagnostik kann der Summenwert durch die Itemanzahl geteilt werden, um jeweils Werte zwischen 1 und 4 zu erhalten. Für die klinische Praxis ist die quantitative Auswertung

◘ **Tabelle 4.20.** Globalmaße des SES

Nr.*	Itembezeichnung	Merkmalsbezeichnung	Bezeichnung der Globalmaße
2	Grausam	Allgemeine affektive Schmerzanga-	Affektive Schmerzempfindung
4	Heftig	ben (8 Items)	(14 Items)
5	Mörderisch		
7	Schauderhaft		
8	Scheußlich		
9	Schwer		
12	Furchtbar		
13	Unerträglich		
1	Quälend	Schmerzangaben der	
3	Erschöpfend	Hartnäckigkeit	
6	Elend		
10	Entnervend		
11	Marternd		
14	Lähmend		
19	Pochend	Sensorische Schmerzangaben	Sensorische Schmerz-
22	Hämmernd	der Rhythmik (3 Items)	empfindung (10 Items)
16	Stampfend/Klopfend		
15	Schneidend	Sensorische Schmerzangaben	
18	Reißend	des lokalen Eindringens (3 Items) ↘	
21	Stechend		
24	Durchstoßend		
17	Brennend	Sensorische Schmerzangaben	
20	Glühend	der Temperatur (3 Items)	
23	Heiß		

*Die Nummern geben die Fragen in der Skala an.

der zwei Globalmaße im Allgemeinen ausreichend. Zusätzlich kann eine qualitative Überprüfung der Angaben erfolgen.

Eine PC-Version des SES ist über den Hogrefe-Verlag zu beziehen.

Testgüte

Geissner et al. haben ausführliche psychometrische Testung des SES an einer Stichprobe mit 1050 Schmerzpatienten durchgeführt. Die Reliabilität zeigt gute Ergebnisse mit einer Skalenhomogenität von Cronbachs α 0,72–0,92. Die auf die Itemzahl relativierte Homogenität ergab einen Koeffizienten r_{est} nach Cronbach zwischen 0,30 und 0,65. Ebenso zeigte die Retest-Reliabilität (0,89–0,96) sehr gute Werte.

Zur Überprüfung der Validität wurden Korrelationen mit Außenkriterien aus dem soziodemographischen Bereich, dem Bereich der Krankheitsmerkmale, zu schmerzanamnestischen Daten und zu Beeinträchtigungsmaßen gebildet. Die Ergebnisse konnten die Validität der Skala unterstützen.

Ein weiterer Hinweis auf die Validität des Instruments ist die Tatsache, dass sich die Krankheitsgruppen in den Ausprägungswerten der Subskalen der SES in charakteristischer Weise unterscheiden:

- Patienten mit akuten Schmerzen zeigen erwartungsgemäß niedrige Werte für das affektive Schmerzerleben.
- Migränepatienten zeigen die höchsten Werte des affektiven Schmerzerlebens.
- Patienten mit »multilokulären Schmerzen« weisen die höchsten Werte in dem Globalwert für sensorisches Schmerzerleben auf.
- Das Merkmal Temperatur wird von Patienten mit entzündlichen Gelenkschmerzen und Neuropathien am höchsten bewertet.
- Das Merkmal Lokales Eindringen besteht für die Gruppe »Bandscheibenbeschwerden« und »multilokuläre Schmerzen« in erhöhtem Maße.
- Kopfschmerzpatienten machen die höchsten Angaben im Bereich Rhythmik.

Die Veränderungssensitivität konnte für ein Patientenkollektiv mit akuten Schmerzen nach Arthroskopie belegt werden. Alle affektiven und sensorischen Merkmale, ebenso wie die Globalmaße zum zweiten Messzeitpunkt zeigten signifikante Reduzierungen der Ausprägung auf. Inwieweit die Veränderungssensitivität auch in der therapeutischen Evaluation chronischer Schmerzpatienten nutzbar ist, bedarf noch weiterer Studien.

Entwicklung und Intention

Der SES geht in seinen Ursprüngen auf eine Überarbeitung und Übersetzung des McGill-Pain-Questionnaires aus den 70er und 80er Jahren zurück. Der McGill-Pain-Questionnaire wurde ursprünglich von Melzack et al. (1968) in Anlehnung an das erweiterte Gate-Contol-Modell des Schmerzes und die dort postulierten Schmerzfaktoren entwickelt.

Aufwändige psychometrische Testungen von Geissner et al. (1988) konnte die zunächst 78 Items umfassende Liste auf ein Fünf-Faktoren-Modell des Schmerzerlebens spezifizieren. 1998 wurde zusätzlich eine PC-Version erarbeitet.

Derzeit gibt es Aktivitäten einer Überarbeitung und damit Kürzung der affektiven Subskala von 14 auf vier Items. Erste validierende Studien (Korb 2002) ergeben gute Ergebnisse, dass dies ohne wesentlichen Informationsverlust möglich ist. Damit könnte die Praktikabilität deutlich erhöht werden.

Kontaktadresse

PD Dr. Edgar Geissner
Medizinisch-Psychosomatische Klinik Roseneck
83209 Prien am Chiemsee
E-Mail: egeissner@schoen-kliniken.de

Lizenzrecht

Die Lizenzrechte für die SES liegen beim Hogrefe-Verlag.

Recherche

Literatur

Geissner E (1987) Psychologische Beiträge zur Diagnose und Behandlung chronischer Schmerzen. Erweiterte schriftliche Fassung eines Vortrags, gehalten im Rahmen der Vortragsreihe des Trierer Arbeitskreises für Psychosomatik am 15.03.1984 Heft 7: Band 14

Geissner E, Dalbert C, Schulte A (1992) Die Messung der Schmerzempfindung. In: Geissner E, Jungitsch G (Hrsg.) Psychologie des Schmerzes: Diagnose und Therapie

Heuser J, Geissner E (1998) Computer-Version der Schmerzempfindungsskala SES Äquivalenzstudie. Schmerz 10;12(3): 205–8

Korb J, Pfingsten M, Gerbershagen HU et al. (2002) Überprüfung der psychometrischen Kennwerte der Schmerzempfindungskala (SES) Schmerz; Supp1, 2002: 81

Handbuch

Geissner E (1996) Die Schmerzempfindungs-Skala (SES) Hogrefe, Göttingen

Internet-Links

Schmerzempfindungs-Skala (SES), http://www.assessment-info.de (01.04.2004)

Geissner E (2003) SES, Schmerzempfindungsskala In: http://www.assessment-info.de (geprüft 03.05.2004)

Hogrefe-Verlag http://www.testzentrale.de (geprüft 20.09.04)

Fragebogen zur gesundheitsbezogenen Lebensqualität (SF-36 und SF-12)

SF-36 und SF-12

1. Wie würden Sie Ihren Gesundheitszustand im Allgemeinen beschreiben?

Ausgezeichnet	( )
Sehr gut	( )
Gut	( )
Weniger gut	( )
Schlecht	( )

---

2. Im Vergleich zum vergangenen Jahr, wie würden Sie Ihren derzeitigen Gesundheitszustand beschreiben?

Derzeit viel besser als vor einem Jahr	( )
Derzeit etwas besser als vor einem Jahr	( )
Etwa so wie vor einem Jahr	( )
Derzeit etwas schlechter als vor einem Jahr	( )
Derzeit viel schlechter als vor einem Jahr	( )

---

3. Im Folgenden sind einige Tätigkeiten beschrieben, die Sie vielleicht an einem normalen Tag ausüben. Sind Sie durch Ihren derzeitigen Gesundheitszustand bei diesen Tätigkeiten eingeschränkt?

	Ja, stark eingeschränkt	Ja, etwas eingeschränkt	Nein, überhaupt nicht eingeschränkt
Anstrengende Tätigkeiten, z. B. schnell laufen, schwere Gegenstände heben, anstrengenden Sport treiben	( )	( )	( )
Mittelschwere Tätigkeiten, z. B. einen Tisch verschieben, staubsaugen, kegeln, Golf spielen	( )	( )	( )
...			
Eine Straßenkreuzung weit zu Fuß gehen	( )	( )	( )
Sich baden oder anziehen	( )	( )	( )

---

4. Hatten Sie in den vergangenen 4 Wochen aufgrund Ihrer körperlichen Gesundheit irgendwelche Schwierigkeiten bei der Arbeit oder anderen alltäglichen Tätigkeiten im Beruf bzw. zu Hause?

	Ja	Nein
Ich konnte nicht so lange wie üblich tätig sein	( )	( )
...		

Ich hatte Schwierigkeiten bei der Ausführung (z. B. ich musste mich besonders anstrengen)	( )	( )

5. Hatten Sie in den vergangenen 4 Wochen aufgrund seelischer Probleme irgendwelche Schwierigkeiten bei der Arbeit oder anderen alltäglichen Tätigkeiten im Beruf bzw. zu Hause (z. B. weil Sie sich niedergeschlagen oder ängstlich fühlten)?

	Ja	Nein
Ich konnte nicht so lange wie üblich tätig sein	( )	( )
...		
Ich konnte nicht so sorgfältig wie üblich arbeiten	( )	( )

6. Wie sehr haben Ihre körperliche Gesundheit oder seelische Probleme in den vergangenen 4 Wochen Ihre normalen Kontakte zu Familienangehörigen, Freunden, Nachbarn oder im Bekanntenkreis beeinträchtigt?

Überhaupt nicht	( )
Etwas	( )
Mäßig	( )
Ziemlich	( )
Sehr	( )

7. Wie stark waren Ihre Schmerzen in den vergangenen 4 Wochen?

Ich hatte keine Schmerzen	( )
Sehr leicht	( )
Mäßig	( )
Stark	( )
Sehr stark	( )

8. Inwieweit haben die Schmerzen in den vergangenen 4 Wochen bei der Ausübung Ihrer Alltagstätigkeiten zu Hause und im Beruf behindert?

Überhaupt nicht	( )
Etwas	( )
Mäßig	( )
Ziemlich	( )
Sehr	( )

9. In diesen Fragen geht es darum, wie Sie sich fühlen und wie es Ihnen in den vergangenen 4 Wochen gegangen ist. (Bitte kreuzen Sie in jeder Zeile die Zahl an, die Ihrem Befinden an ehesten entspricht.)

Wie oft waren Sie in den vergangenen 4 Wochen ...

	Immer	Meistens	Ziemlich oft	Manchmal	Selten	Nie
Voller Schwung?	( )	( )	( )	( )	( )	( )
Sehr nervös?	( )	( )	( )	( )	( )	( )
...						

Glücklich?	( )	( )	( )	( )	( )	( )
Müde?	( )	( )	( )	( )	( )	( )

10. Wie häufig haben Ihre körperliche Gesundheit oder seelischen Probleme in den vergangenen 4 Wochen Ihre Kontakte zu anderen Menschen (Besuche bei Freunden, Verwandten usw.) beeinträchtigt?

Immer	( )
Meistens	( )
Manchmal	( )
Selten	( )
Nie	( )

11. Inwieweit trifft jede der folgenden Aussagen auf Sie zu?

	Trifft ganz zu	Trifft weitgehend zu	Weiß nicht	Trifft weitgehend nicht zu	Trifft überhaupt nicht zu
Ich scheine etwas leichter als andere krank zu werden	( )	( )	( )	( )	( )
...					
Ich erfreue mich ausgezeichneter Gesundheit	( )	( )	( )	( )	( )

Einsatzmöglichkeiten

Der Fragebogen zur gesundheitsbezogenen Lebensqualität (SF-36) ist ein krankheitsübergreifendes Verfahren, welches die subjektive Gesundheit verschiedener Populationen aus der Sicht der Betroffenen erfasst. Er ist für epidemiologische Studien entwickelt worden und hat hier seine Hauptrelevanz. Der Einsatz in der Individualdiagnostik (z. B. Schmerzdokumentation) nimmt zwar zu, sollte aber im Einzelergebnis mit Vorsicht genossen werden. Der relativ komplizierte Auswertungsalgorithmus steht einer von-Hand-Auswertung entgegen.

In der standardisierten Schmerzdokumentation wurde der SF-36 bisher empfohlen. Der SF-36 wird zunehmend in Evaluationsstudien eingesetzt.

Aufbau

Die gesundheitsbezogene Lebensqualität, als zu messende Einheit des SF-36, wird über subjektiven Gesundheitsindikatoren erfasst. Die gesundheitsbezogene Lebensqualität *»...bezeichnet ein multidimensionales psychologisches Konstrukt, das durch mindestens vier Komponenten zu operationalisieren ist: das psychische Befinden, die körperliche Verfassung, die sozialen Beziehungen und die funktionalen Kompetenzen der Befragten. Von großer Bedeutung ist,* *dass die Patienten selbst Auskunft über ihr Befinden und ihre Funktionsfähigkeit geben können.«* (Bullinger, 1996)

Unter dieser Vorstellung wurde der SF-36 aus 36 Fragen zu unterschiedlichen Themenbereichen der Lebensqualität entwickelt. Die Items lassen sich in acht Subskalen zusammenfassen, die jeweils einen bestimmten Teilaspekt des Konstrukts Lebensqualität abbilden (◘ Tabelle 4.21). Eine weitere Subskala erfragt eine Selbsteinschätzung zur Veränderung der Lebensqualität im Vergleich zum Vorjahr. Die Subskalen können zu zwei Scores für die psychische und die körperliche Gesundheit zusammengefasst werden.

SF-12

Der SF-12 entspricht einer Kurzform des SF-36 mit zwölf Fragen, der ebenfalls alle acht Subskalen abbildet. Varianzanalysen legten die Möglichkeit nahe, den SF-36 ohne wesentlichen Informationsverlust auf zwölf Fragen kürzen zu können. Die Auswertung erfordert ein relativ kompliziertes System aus Addition der Itemwerte und Gewichtungen der Summenwerte, auf das hier nicht eingegangen werden kann (▶ s. dazu Handbuch Bullinger, 1996), dort wird auch eine Syntax für SPSS und SAS-Statistikprogramme angeboten).

Erfassungszeitraum

In der Standardversion des SF-36 wird nach dem derzeitigen Zustand oder dem Zustand der letzten 4 Wochen gefragt. Für Verlaufsstudien ist dieser Abstand damit ein maßgebendes Minimum. Die Normierung bezieht sich auf diese Standardform. Weiterhin gibt es einen »Akut«-Fragebogen mit einem Zeitfenster von 1 Woche.

Auswertung

Die Werte der Subskalen ergeben sich aus einfacher Addition und spezieller Gewichtung der angekreuzten Werte. Die einzelnen Subskalen werden zur

---

◘ **Tabelle 4.21.** SF-36 Subskalen, Konstruktvorstellungen und zugehörige Fragenkomplexe

Körperliche Funktionsfähigkeit:

Ausmaß, in dem der Gesundheitszustand körperliche Aktivitäten wie Selbstversorgung, Gehen, Treppensteigen, Bücken und mittelschwere oder anstrengende Tätigkeiten beeinträchtigt	3a Anstrengende Tätigkeit **3b Mittelschwere Tätigkeit** 3c Einkaufstasche tragen **3d* Mehrere Treppenabsätze** 3e Einen Treppenabsatz steigen 3f Sich beugen, knien 3g Mehr als 1 km zu Fuß gehen 3h Mehrere Straßenkreuzungen zu Fuß gehen 3i Eine Straßenkreuzung zu Fuß gehen 3j Sich baden oder anziehen

Körperliche Rollenfunktion:

Ausmaß, in dem der Gesundheitszustand die Arbeit oder andere tägliche Aktivitäten beeinträchtigt, z. B. weniger schaffen als gewöhnlich, Einschränkungen in der Art der Aktivitäten oder Schwierigkeiten, bestimmte Aktivitäten auszuführen	4a Nicht so lang wie üblich tätig sein **4b Weniger geschafft** **4c Nur bestimmte Dinge tun** 4d Probleme bei Ausführungen

Körperliche Schmerzen:

Ausmaß an Schmerzen und Einfluss der Schmerzen auf die normale Arbeit, sowohl im als auch außerhalb des Hauses

7 Schmerz – Stärke
8 Behinderung durch Schmerz

Allgemeine Gesundheitswahrnehmung:

Persönliche Beurteilung der Gesundheit, einschließlich aktuellem Gesundheitszustand, zukünftige Erwartung und Widerstandsfähigkeit

1 Allgemeine Gesundheit
11a Leichter krank als andere
11b So gesund wie andere
11c Nachlassen der Gesundheit
11d Ausgezeichnete Gesundheit

Vitalität:

Sich energiegeladen und voller Schwung fühlen Versus müde und erschöpft

9a Voller Schwung
9c Voller Energie
9g Erschöpft
9i Müde

Soziale Funktionsfähigkeit:

Ausmaß, in dem die körperliche Gesundheit oder emotionale Probleme normale soziale Aktivitäten beeinträchtigen

6 Kontakte Beeinträchtigt (Stärke)
10 Kontakte beeinträchtigt (Häufigkeit)

Emotionale Rollenfunktion:

Ausmaß, in dem emotionale Probleme die Arbeit oder andere tägliche Aktivitäten beeinträchtigen; u. a. weniger Zeit aufbringen, weniger schaffen und nicht so sorgfältig wie üblich arbeiten

5a Nicht so lang tätig
5b Weniger geschafft
5c Nicht so sorgfältig

Psychisches Wohlbefinden:

Allgemeine psychische Gesundheit, einschließlich Depression, Angst, emotionale und verhaltensbezogene Kontrolle, allgemeine positive Gestimmtheit

9b Sehr nervös
9c Niedergeschlagen
9d Ruhig und gelassen
9f Entmutigt und traurig
9h Glücklich

Veränderung der Gesundheit:

Beurteilung des aktuellen Gesundheitszustands im Vergleich zum vergangenen Jahr

2 Gesundheitszustand im Vergleich zum Vorjahr

---

* Items des SF-12 fettgedruckt

besseren Vergleichbarkeit in Werte zwischen 0 und 100 transformiert. Genaueres sollte den Handanweisungen entnommen werden (Bullinger, 1996). Für eine Individualdiagnostik (für die diese Skala nicht entwickelt worden ist) gestaltet sich die Auswertung sehr aufwändig und ist eigentlich nur EDV-technisch zu lösen.

Das Handbuch (Bullinger, 1996) bietet einen Algorithmus und eine fertige Syntax für SPSS und SAS zur Auswertung an. Es ist empfehlenswert, sich streng an diese Vorgaben zu halten. So kann eine weitestgehende Standardisierung und Vergleichbarkeit der Studienergebnisse gewahrt werden.

Normwerte

Vergleichsdaten sind in großem Umfang den Handanweisungen zu entnehmen. Hier gibt es ausführliche Tabellen zu einer gesamtdeutschen Normstichprobe, nach Alter und Geschlecht. Des Weiteren werden Daten zu unterschiedlichen Erkrankungen angegeben. Um ein Gefühl für die Anwendung dieser Skala zu bekommen, wird ein Auszug aus dem Datensatz der Normstichprobe und der für Rückenschmerzpatienten in ◘ Tabelle 4.22 aufgeführt.

Testgüte

In den Jahren 1992–1996 wurde die deutsche Version des SF-36 von Bullinger et al. an insgesamt neun Studienpopulationen validiert. Es wurden Untersuchungen zur internen Konsistenz, der Skalenstruktur, der konvergenten und diskriminanten Validität sowie in Bezug auf interventionsbezogene Veränderungen durchgeführt. Zwei der Untersuchungsgruppen bezogen sich auf Migräne- bzw. Rückenschmerzpatienten (Bullinger, 1996). Dabei fanden sich Werte zur internen Konsistenz mit Cronbachs α zwischen 0,57 und 0,97 und einem Skalenfit zwischen 80 und 100%. Für die diskriminante Validität zeigt der SF-36 eine gute Differenzierung für verschiedene Populationen entsprechend ihres Gesundheitszustands. Es bestehen hohe Korrelationen zu anderen Skalen wie dem Nottingham Health Profile.

◘ **Tabelle 4.22.** Normstichproben für SF-36

N	Normstichprobe N=2855						Rückenschmerzpatienten N=1095					
	μ	±s	25. Perz.	Median	50. Perz.	Min/ Max	μ	±s	25. Perz.	Median	50. Perz.	Min/ Max
Körperliche Funktions-fähigkeit	85,71	22,10	75	95	100	0/100	76,07	24,49	60	85	95	0/100
Körperliche Rollenfunktion	83,70	31,73	75	100	100	0/100	71,59	37,28	25	100	100	0/100
Körperlicher Schmerz	79,08	27,38	52	100	100	0/100	63,27	27,87	41	62	84	0/100
Allgemeine Gesundheits-wahrneh-mung	68,05	20,15	52	72	82	0/100	58,74	19,66	40	57	72	0/100
Vitalität	63,27	18,47	50	65	75	0/100	55,39	18,55	40	55	70	0/100
Soziale Funk-tionsfähigkeit	88,76	18,40	87,5	100	100	0/100	83,67	19,98	75	87,5	100	0/100
Emotionale Rollenfunk-tion	90,35	25,62	100	100	100	0/100	85,01	30,63	100	100	100	0/100
Psychisches Wohlbefinden	73,88	16,38	64	76	84	4/100	69,15	17,53	56	72	80	4/100

Entwicklung und Intention

Seit Anfang der 80er Jahre hat es in der Gesundheitsforschung eine Hinwendung zur patientenbezogenen Gesundheitsbeschreibung und damit eine Veränderung in den Zielkriterien therapeutischer Interventionen gegeben. Hintergrund ist u. a. der erweiterte Gesundheitsbegriff der WHO, der nun auch psychische und soziale Komponenten einbezieht. Die Bevölkerungsstruktur hat sich zu einem erhöhten Anteil alter und chronisch kranker Menschen verändert, für die das Gesundheitswesen Maßnahmen jenseits der akuten klinischen Intervention bereithalten muss. Dazu trat die zunehmende Skepsis gegenüber der Aussagekraft klassischer medizinischer Zielkriterien wie reduzierte Symptomatik und verlängerte Lebenszeit.

Unter diesem Paradigmenwechsel wurde der SF-36 nach langen Vorstudien in den 80er Jahren für die Medical Outcome Study zur Überprüfung eines US-amerikanischen Versicherungssystems entwickelt. Er gehört zu den krankheitsübergreifenden Verfahren, die die subjektive Gesundheit verschiedener Populationen unabhängig vom Gesundheitszustand aus der Sicht der Betroffenen erfasst.

Die Übersetzung und Bearbeitung erfolgte Anfang der 90er-Jahre durch eine Arbeitsgruppe um Bullinger, die auch eine umfassende psychometrische Testung an insgesamt acht klinischen und nicht-klinischen Studienpopulationen durchgeführt haben.

Kontaktadresse

Prof. Dr. Monika Bullinger
Abteilung für Medizinische Psychologie der Universität Hamburg
Martinistraße 40
20251 Hamburg

Lizenzrecht

Die Lizenzrechte für die Übersetzung von Bullinger liegen beim Hogrefe-Verlag.

Recherche

Literatur

Bullinger M (1996) Erfassung der gesundheitsbezogenen Lebensqualität mit dem SF-36 Health Survey. Rehabilitation 35: XVII–XXX

Bullinger M, Morfeld M, Kohlmann Th (2003) Der SF-36 in der rehabilitationswissenschaftlichen Forschung – Ergebnisse aus dem Norddeutschen Verbund für Rehabilitationsforschung (NVRF) im Förderschwerpunkt Rehabilitationswissenschaften. Rehabilitation 42: 218–25. Thieme, Stuttgart

Haase I, Schwarz A, Burger A, Kladny B (2001) Der Funktionsfragebogen Hannover (FFbH) und die Subskala »körperliche Funktionsfähigkeit« aus dem SF-36 im Vergleich Rehabilitation Feb;40(1): 40–2 Thieme, Stuttgart

Petrak F, Hardt J, Kappis B (2003) Determinants of health-related quality of life in patients with persistent somatororm pain disorders. European Journal of Pain 7 (5): 463–471

Ware JE (1993) Measuring patients' views: the optimum outcome measure SF-36: a valid, reliable assessment of health from the patient's point of view. BMJ Vol 306

Ware JE, Snow KK, Kosinski M (1993) SF-36 Health Survey, Manual and Interpretation Guide. The Health Institute, New England Medical Center, Boston Massachusetts

Westhoff G (1993) Handbuch psychosozialer Messinstrumente. Hogrefe, Göttingen

Zwingmann Ch (1998) Die deutsche Short-Form-36 Health Survey (SF-36): Psychometrische Analysen bei Patienten mit chronischen Rückenschmerzen. In: VDR (ed.) Interdisziplinarität und Vernetzung, 7. Rehabilitationswissenschaftliches Kolloquium, März 1997 in Hamburg. Tagungsband. DRV-Schriften, Band 11. Frankfurt /M: VDR S. 221–222

Zwingmann Ch, Metzger D, Jäckel WH (1998) Short-Form-36 Health Survey (SF-36): Psychometrische Analysen der deutschen Version bei Rehabilitanden mit chronischen Rückenschmerzen. Diagnostica 44, 4:209–219 Hogrefe, Göttingen

Handbuch

Bullinger M, Kirchberger I (1998) SF-36 Fragebogen zum Gesundheitszustand. Handanweisungen. Hogrefe, Göttingen

Internet-Links

Bullinger M, Kirchberger I (2003) SF-36, Fragebogen zum Gesundheitszustand. In: http://www.assessment-info.de (geprüft 02.05.2004)

Hogrefe-Verlag http://www.testzentrale.de (geprüft 20.09.04)

5 Screeninginstrumente zu spezifischen Erkrankungen

Im Folgenden sollen einige, z. T. wenig oder gar nicht validierte Instrumente vorgestellt werden, die überwiegend als Screeningverfahren zur Diagnostik und Abgrenzung spezifischer Krankheitsbilder erarbeitet wurden. Diese Fragebögen zur Erfassung spezifischer Krankheiten lehnen sich überwiegend an die Diagnosekriterien der großen Fachgesellschaften an. Die Kriterien werden in der Regel systematisch abgefragt und entsprechend zusammengefasst. Studien zur Validität sind überwiegend nicht veröffentlicht worden, wenn es sie überhaupt gibt. Auch fehlen häufig Angaben zur Sensitivität und Spezifität.

In der Schmerzmedizin als interdisziplinärem Fachgebiet ist das Krankheitsspektrum meist sehr breit. Häufig reicht die Zeit für eine differenzierte Anamnese bei den sehr komplizierten Krankengeschichten ohnehin kaum aus. Die hier präsentierten Fragebögen dienen dazu, einen schnellen Überblick über die krankheitsrelevanten Symptome zu erhalten. Die klinisch gestellte Diagnose kann dadurch niemals ersetzt werden.

Kieler Kopfschmerzfragebogen

Einsatzbereich

Der Fragebogen kann sowohl von Patienten als auch von Ärzten angewandt werden, um Kopfschmerzen entsprechend der Kriterien des Kopfschmerzes vom Migränetyp, der Kopfschmerzen vom Spannungstyp oder einer Mischform zu differenzieren. Er kann im Internet (s. unten) abgerufen und auch dort eingegeben und ausgewertet werden. Eine endgültige Diagnose kann wie bei allen hier vorgestellten Messinstrumenten nicht gestellt werden, eine grobe Einteilung und Hinweise zur Diagnose sind aber durchaus zu entnehmen (◘ Abb. 5.1).

Aufbau

Insgesamt 26 Fragen und eine Auswertungshilfe spezifizieren die Symptome der Kopfschmerzen nach den Kriterien der Internationalen Kopfschmerzgesellschaft (IHS). Ein erster Fragekomplex (zwölf Fragen) und eine Zeichnung gehen auf den Kopfschmerz vom Migränetyp ein. Ein entsprechender Fragenkomplex (14 Fragen) und eine Zeichnung differenzieren den episodischen vom chronischen Kopfschmerz vom Spannungstyp. Beide

Kieler Kopfschmerzfragebogen (nach H. Göbel, Schmerzklinik Kiel)

Treten bei Ihnen Kopfschmerzen auf, die so oder ähnlich aussehen?

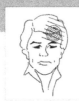

- Dauer ohne Behandlung: 4 bis 72 Stunden
- anfallsweises Auftreten, zwischen den Anfällen keine Kopfschmerzen
- einseitiges Auftreten
- pochender, pulsierender oder hämmernder Schmerz
- Übelkeit, Erbrechen, Lärm- oder Lichtempfindlichkeit können den Schmerz begleiten

Falls bei Ihnen solche oder ähnliche Kopfschmerzen auftreten, beantworten Sie bitte die folgenden Fragen. Treten solche Kopfschmerzen bei Ihnen nicht auf, setzen Sie bitte die Beantwortung bei der Frage 13 fort.

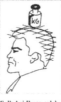

- Dauer ohne Behandlung: 30 Minuten bis 7 Tage
- beidseitiges Auftreten
- kann anfallweise oder täglich auftreten
- drückender, ziehender, dumpfer Schmerz
- kein Erbrechen oder starke Übelkeit

Falls bei Ihnen solche oder ähnliche Kopfschmerzen auftreten, beantworten Sie bitte die folgenden Fragen. Treten solche Kopfschmerzen bei Ihnen nicht auf, ist die Befragung abgeschlossen.

	Ja	Nein
Dauern diese Kopfschmerzen gewöhnlich 30 Minuten bis maximal 7 Tage an, wenn Sie kein Medikament einnehmen oder eine Behandlung erfolglos bleibt?	☐	☐

1. Dauern diese Kopfschmerzanfälle 4 bis 72 Stunden an, wenn Sie kein Medikament einnehmen oder eine Behandlung erfolglos bleibt? Ja ☐ Nein ☐

1. Können diese Kopfschmerzen einen dumpfen, drückenden bis ziehenden Charakter haben? Ja ☐ Nein ☐

2. Können sich diese Kopfschmerzen auf eine Kopfhälfte beschränken? Ja ☐ Nein ☐

2. Können Sie trotz dieser Kopfschmerzen Ihrer üblichen Tagesaktivität nachgehen? Ja ☐ Nein ☐

3. Können diese Kopfschmerzen einen pulsierenden Charakter haben? Ja ☐ Nein ☐

3. Können diese Kopfschmerzen bei Ihnen beidseitig auftreten? Ja ☐ Nein ☐

4. Können diese Kopfschmerzen Ihre übliche Tagesaktivität erheblich beeinträchtigen? Ja ☐ Nein ☐

4. Bleiben diese Kopfschmerzen durch körperliche Aktivitäten (z.B. Treppensteigen) unbeeinflusst? Ja ☐ Nein ☐

5. Können diese Kopfschmerzen beim Treppensteigen oder durch andere körperliche Aktivität verstärkt werden? Ja ☐ Nein ☐

5. Können diese Kopfschmerzen von Übelkeit begleitet werden? Ja ☐ Nein ☐

6. Können diese Kopfschmerzen von Übelkeit begleitet werden? Ja ☐ Nein ☐

6. Können diese Kopfschmerzen von Erbrechen begleitet werden? Ja ☐ Nein ☐

7. Können diese Kopfschmerzen von Erbrechen begleitet werden? Ja ☐ Nein ☐

7. Können diese Kopfschmerzen von Lichtempfindlichkeit begleitet werden? Ja ☐ Nein ☐

8. Können diese Kopfschmerzen von Lichtempfindlichkeit begleitet werden? Ja ☐ Nein ☐

8. Können diese Kopfschmerzen von Lärmempfindlichkeit begleitet werden? Ja ☐ Nein ☐

9. Können diese Kopfschmerzen von Lärmempfindlichkeit begleitet werden? Ja ☐ Nein ☐

9. Sind bei Ihnen schon mindestens zehn Kopfschmerzanfälle aufgetreten, die der angegebenen Beschreibung gleichen? Ja ☐ Nein ☐

10. Sind bei Ihnen schon mindestens fünf Kopfschmerzanfälle aufgetreten, die der Beschreibung entsprechen? Ja ☐ Nein ☐

10. An wie vielen Tagen pro Monat leiden Sie durchschnittlich an solchen Kopfschmerzanfällen? Geben Sie bitte die entsprechende Anzahl an: Tage: _____

11. Wie lange leiden Sie schon an solchen Kopfschmerzanfällen? Geben Sie bitte die entsprechende Anzahl in Jahren an: Jahre: _____

11. Leiden Sie schon länger als sechs Monate an solchen Kopfschmerzen? Ja ☐ Nein ☐

12. An wie vielen Tagen pro Monat leiden Sie durchschnittlich an entsprechenden Kopfschmerzanfällen? Geben Sie bitte die Anzahl der Tage pro Monat an: Tage: _____

12. Seit wie vielen Jahren leiden Sie an solchen Kopfschmerzen? Geben Sie bitte die entsprechende Zahl an: Jahre: _____

Auswertung

Migräne:

Dieser Schmerztyp liegt vor, wenn die Kriterien A. - D. aus dem Auswertungs-Überleger erfüllt sind.

Auswertung

Episodischer Kopfschmerz vom Spannungstyp:

Dieser Schmerztyp liegt vor, wenn die Kriterien A. - E. aus dem Auswertungs-Überleger erfüllt sind.

A. ☐
B. ☐
C. ☐
D. ☐
E. ☐

Auswertung

Chronischer Kopfschmerz vom Spannungstyp:

Dieser Schmerztyp liegt vor, wenn die Kriterien A. - D. aus dem Auswertungs-Überleger erfüllt sind.

A. ☐
B. ☐
C. ☐
D. ☐

⬛ **Abb. 5.1.** Kieler Kopfschmerzfragebogen

Fragenkomplexe sollten in Bezug auf das dazugehörige Bild beantwortet werden.

Auswertung

Die Auswertungsanleitung ist dem Fragebogen gleich beigefügt, so dass auch die Patienten die Auswertung selbstständig durchführen können. Sie erscheint auf den ersten Blick etwas kompliziert, ist aber von Hand ausführbar.

Der Fragebogen enthält einen Hinweis darauf, dass der Fragebogen eine ärztliche Diagnose nicht ersetzt.

Entwicklung und Intention

Der Kieler Kopfschmerzfragebogen wurde als Unterstützung für die Differentialdiagnose von Migräne und Kopfschmerzen vom Spannungstyp entsprechend der IHS-Kopfschmerzkriterien entwickelt. Hierbei handelt es sich um die häufigsten Kopfschmerzerkrankungen (92% aller Kopfschmerzformen), die unterschieden werden müssen.

Der Fragebogen ist mit einer ganzen Reihe von Instrumenten zur Kopfschmerzdiagnostik und -dokumentation in Kiel erarbeitet worden und wird lizenzfrei zur Verfügung gestellt.

Kontaktadresse

Prof. Dr. med. Göbel, Dipl.-Psych.
Schmerzklinik Kiel
Neurologische Schmerztherapie
Heikendorfer Weg 9–27
24149 Kiel
http://www.schmerzklinik.de

Recherche

Literatur

Göbel H (1999) Kopf- und Gesichtsschmerz S. 235-416 In: Schockenhoff B (Hrsg.) Spezielle Schmerztherapie. Urban & Fischer, München
Göbel H (2004) Die Kopfschmerzen. Ursachen, Mechanismen, Diagnostik und Therapie in der Praxis. Springer, Berlin Heidelberg New York Tokio

Internet-Link

Aspirin. Kopfschmerzfragebogen Online-Version. In: http://www.aspirin.de/service/kopfschmerzfragebogen.html (geprüft 10.05.2004)
Schmerzklinik Kiel, Schmerzfragebogen zur Dokumentation der Schmerzkrankheiten. In: http://www.schmerzklinik.de/html/fragebogen.html (geprüft 10.05.2004)

Checkliste oromandibulärer Dysfunktion

1. Hören Sie bei Kieferbewegungen Geräusche?	( ) Ständig	( ) Gelegentlich	( ) Nie
2. Können Sie Ihren Kiefer nur unvollständig öffnen, oder verspüren Sie eine unregelmäßige Bewegung bei der Kieferfunktion?	( ) Ständig	( ) Gelegentlich	( ) Nie
3. Ist Ihre Kieferbewegung mit Schmerzen verbunden?	( ) Ständig	( ) Gelegentlich	( ) Nie
4. Wenn Sie Ihren Kiefer öffnen, kann es dann vorkommen, dass die weitere Bewegung plötzlich gestoppt wird und Ihr Kiefer blockiert ist?	( ) Ständig	( ) Gelegentlich	( ) Nie
5. Bemerken Sie, dass Sie unbewusst die Zähne zusammenbeißen?	( ) Ständig	( ) Gelegentlich	( ) Nie
6. Bemerken Sie, dass Sie mit den Zähnen knirschen?	( ) Ständig	( ) Gelegentlich	( ) Nie
7. Bemerken Sie, dass Sie auf Ihre Lippe, auf Ihre Zunge oder Ihren Gaumen beißen?	( ) Ständig	( ) Gelegentlich	( ) Nie
8. Bemerken Sie, dass Sie mit Ihrer Lippe gegen die Zähne oder den Gaumen drücken?	( ) Ständig	( ) Gelegentlich	( ) Nie
9. Bemerken Sie Schmerzen im Bereich des Kiefergelenks, im Bereich der Ohren oder im Bereich des Gaumens?	( ) Ständig	( ) Gelegentlich	( ) Nie

Einsatzbereich

Der Fragebogen kann sowohl von Patienten als auch von Ärzten angewandt werden, um die oromandibuläre Dysfunktionen von anderen Problematiken abzugrenzen. Er kann im Internet (s. unten) abgerufen und auch dort eingegeben und ausgewertet werden. Eine endgültige Diagnose kann wie bei allen hier vorgestellten Messinstrumenten nicht gestellt werden, eine grobe Einteilung und Hinweise zur Diagnose sind aber durchaus zu entnehmen.

Auswertung

Die Kriterien der oromandibulären Dysfunktion sind erfüllt, wenn drei Fragen mit *Gelegentlich* oder *Ständig* angegeben werden.

Entwicklung und Intention

Die Checkliste oromandibulärer Dysfunktionen ist eine von vielen kleinen, nicht weiter geprüften Instrumenten, die anhand bestehender Diagnosekriterien als handliche Fragebogenform formuliert worden sind. Sie erhebt keinen Anspruch auf getestete Spezifität oder Sensibilität. Sie kann dennoch eine Hilfe als diagnostischer Orientierungspunkt für Arzt und Patienten sein.

Dem Entwicklungsstadium entsprechend bestehen keine spezifischen Testanweisungen und ebenso keine Vergleichsdaten.

Recherche

Literatur

Göbel H (1999) Kopf- und Gesichtsschmerz S. 235-416 In: Schockenhoff B (Hrsg.) Spezielle Schmerztherapie. Urban & Fischer, München
Göbel H (2004) Die Kopfschmerzen. Ursachen, Mechanismen, Diagnostik und Therapie in der Praxis. Springer, Berlin Heidelberg New York Tokio

Screening für somatoforme Störungen (SOMS)

Im Folgenden finden Sie eine Liste von körperlichen Beschwerden. Bitte geben Sie an, ob und wie sehr Sie im Laufe der *vergangenen 7 Tage* unter diesen Beschwerden gelitten haben. Geben Sie nur solche Beschwerden an, für die von Ärzten *keine genauen Ursachen* gefunden wurden und die Ihr Wohlbefinden stark beeinträchtigen.

Ich habe die Arbeitsanleitung gelesen: ( ) Ja ( ) Nein

Ich habe in den *vergangenen 7 Tagen* unter folgenden Beschwerden gelitten:

		Gar nicht	Leicht	Mittel- mäßig	Stark	Sehr stark
(1)	Kopf- oder Gesichts- schmerzen	0	1	2	3	4
(2)	Schmerzen im Bauch oder in der Magen- gegend	0	1	2	3	4
(3)	Rückenschmerzen	0	1	2	3	4
...						
(47)	Bewusstlosigkeit	0	1	2	3	4
(48)	Schmerzhafte Menstruation	0	1	2	3	4
(49)	Unregelmäßige Menstruation	0	1	2	3	4
...						
(53)	Impotenz	0	1	2	3	4

Im SOMS-2J folgen 14 Fragen zu Ausschlusskriterien und komrbiden Störungen.

Einsatzbereich

Der SOMS kann zum vereinfachten Überblick bei der Abklärung einer somatoformen Schmerzstörung hinzugezogen werden. Durch seinen Umfang und den komplizierten Auswertungsalgorithmus eignet er sich nur eingeschränkt als Screeningverfahren, ist aber sicherlich bei gezielter Fragestellung eine interessante Hilfe. Die zu berechnenden Somatisierungsindices sind freie Größen ohne Grenzwertangaben. Damit gilt auch hier, dass die Diagnose niemals aus dem Fragebogen allein gestellt werden kann. Erst die Interpretation und Überprüfung in der Klinik führt zur Diagnose. Es muss zugefügt werden, dass die Diagnose einer somatoformen Schmerzstörung Psychotherapeuten oder besser noch dem interdisziplinären Konsil vorbehalten bleiben sollte.

Aufbau

Der SOMS wurde im Hinblick auf drei Kriterienkataloge entwickelt:

- Körperliche Symptome einer Somatisierungsstörung nach DSM-IV
- Diagnostische Kriterien der Somatisierungsstörung nach ICD-10
- Somatoforme autonome Dysfunktion (SAD) nach ICD-10

Es werden alle körperlichen Symptome berücksichtigt, die für eine Somatisierungsstörung nach DSM-IV, ICD-10 und die somatoforme autonome Funktionsstörung von Relevanz sind. Weiterhin wurden die zentralen Ein- und Ausschlusskriterien für die genannten drei Störungsbilder im Fragebogen mitaufgenommen.

Der SOMS-2J, als Ursprungsversion, lässt nur eine dichotome Antwort (Ja–Nein) zu und bezieht sich auf einen Zeitraum von 2 Jahren. Er zielt auf eine Diagnosefindung ab. Zur Veränderungsmessung wurde der SOMS-7T (wie abgebildet) entwickelt, der sich auf die letzten 7 Tage bezieht und die Antwortmöglichkeiten einer fünfstelligen Likert-Skala (0 = gar nicht bis 5 = sehr stark) anbietet.

Auswertung

Es lassen sich vier Ergebnisvariablen mit dem SOMS-2J berechnen:

1. Klassifikationsübergreifender »Beschwerdeindex Somatisierung«
2. »Somatisierungsindex DSM-IV«
3. »Somatisierungsindex ICD-10«
4. »SAD-Index ICD-10«

Der SOMS-7 enthält keine Ein- und Ausschlusskriterien der operationalisierten Diagnosen aus dem ICD oder DMS. Hier werden nur ein Beschwerde- und ein Intensitätsindex berechnet.

Diese Somatisierungsindices können je nach Anliegen wahlweise ausgewertet werden. Der entsprechende Auswertungsalgorithmus ist kompliziert. Deshalb bietet es sich an, das entsprechende Handbuch mit den dazugehörigen Auswerteschablonen zu nutzen. Hier kann nur ein Eindruck vom Auswertungsweg aufgezeigt werden.

Auswertung SOMS-2J

1. Beschwerdeindex Somatisierung
   a. Zusammenzählen aller berichteten Symptome der Items 1–53
2. Somatisierungsindex DSM-IV
   a. Zusammenzählen der berichteten Symptome der folgenden Items (1), (2), (3), (4), (5), (6), (7), (8), (9), (10), (11), (13), (16), (20), (32), (34), (35), (36), (37), (38), (39), (40), (42), (43), (44), (45), (46), (47), (48), (49), (50), (51), (53); (Maximalwert 33)
   b. Kontrolle möglicher Ausschlusskriterien und komorbider Störungen (Item 54–68) Folgende Punkte sind notwendig: 55 = Nein, 54 = mindestens 1x oder 58 = Ja, 62 = Ja, 63 = über 2 Jahre
3. Somatisierungsindex ICD-10
   a. Zusammenzählen der berichteten Symptome der folgenden Items: (2), (4 oder 5), (6), (10), (11), (13 oder 14), (18), (20 oder 21), (9 oder 22 oder 38), (28), (31) (33) (40 oder 41), (52); (Maximalwert 14)
   b. Kontrollieren möglicher Ausschlusskriterien und komorbider Störungen (Items 54–68). Für eine Somatisierungsstörung nach ICD-10 sind folgende Kriterien wichtig: 54: mindestens 3x, 55 = Nein, 56 = Nein, 57 = Ja, 61 = Nein, 63 >2 Jahre

4. SAD-Index (Somatoformen Autonomen Dysfunktion) ICD-10
    a. Zusammenzählen der berichteten Symptome der folgenden Items: (6 oder 25), (11), (12), (15), (19), (9 oder 22 oder 38), (23), (24), (25), (26), (27), (28 oder 29), (30); (Maximalwert 12)
    b. Kontrollieren möglicher Ausschlusskriterien und komorbider Störungen (Items 54–68). Für eine somatoforme autonome Funktionsstörung nach ICD-10 sind folgende Kriterien wichtig: 55 = Nein, 61 = Nein

Auswertung des SOMS-7

1. *Die Beschwerdezahl:* Zusammenzählen aller Symptome, bei denen mindestens 1 angekreuzt wurde.
2. *Intensitätsindex:* Mittelwert aller Items, bei denen keine Missing Values vorliegen.

Normwerte

Leider haben die Autoren sich nicht entschlossen, Grenzwerte festzulegen. Es wurde sich darauf beschränkt, die Verteilungen der Indices in unterschiedlichen Populationen zu veröffentlichen.

Die im Handbuch wiedergegebene Normpopulation zeigt die in ◙ Tabelle 5.1 dargestellte Verteilung des Somatisierungsindexes ICD-10 und des Beschwerdeindexes in einer Studie an 101 gesunden Personen. Parallel werden die Werte aus einer anderen Studie an 484 psychosomatischen Patienten aufgeführt.

Testgüte

An unterschiedlichen Parametern der Testgüte spiegelt sich der Entwicklungslauf dieses Fragebogens wider. Im Allgemeinen sehen die Gütekriterien, gemessen am Somatisierungsindex DSM-III-R, besser aus als die für den DSM-IV, ICD-10 und SAD-Index.

Die Reliabilität wird mit Cronbachs α von 0,75–0,88 angegeben. Die Retest-Reliabilität über 72 h beträgt für den Somatisierungsindex DSM-III-R 0,85.

Die Validität wurde anhand von Korrelationen mit anderen Fragebögen wie dem FPI, dem SCL-90-R, Beck Depressinventar, Disability Analysis Questionnaire, Illness Attitudes Scale geprüft. Weiterhin wurden validierende Vergleiche zwischen Somatisierungspatienten und Gesunden durchgeführt. Die Korrelation zwischen den Somatisierungsindizes und der Einschätzung durch ein Interview an 104 Patienten lag zwischen 0,55 und 0,75. Durch Beachtung der Ausschlusskriterien konnte für den Somatisierungsindex nach DSM-IV eine Korrelation von immerhin 0,81 erreicht werden.

Die Sensitivität und Spezifität einer Diagnosestellung mittels Fragebogen wurde mit Werten von 82–100% für die Sensitivität und 43–85% für die Spezifität angegeben.

Entwicklung und Intention

Der Fragebogen zum Screening nach somatoformen Störungen ist in der psychosomatischen Klinik Roseneck entwickelt worden, in der Wissenschaft und Praxis eng verbunden werden. Er wurde mit dem Anliegen entwi-

▢ Tabelle 5.1. Vergleichsdaten SOMS

Gefundener Wert	Gesunde Stichprobe n=101		Stichprobe psychosomatische Patienten n=484	
	Häufigkeit bei Bestimmung des Somatisierungsindex ICD-10 [in %]	Häufigkeit der Bestimmung des Beschwerdeindex [in %]	Häufigkeit bei Bestimmung des Somatisierungsindex ICD-10 [in %]	Häufigkeit der Bestimmung des Beschwerdeindex [in %]
0	34	20	4	1
1	21	13	6	1
2	13	10	12	1
3	8	8	13	2
4	9	4	11	2
5	6	6	10	2
6	4	6	11	4
7	1	5	11	4
8	3	7	6	6
9	1	4	6	4
10	0	0	4	3
11	0	1	2	5
12	0	4	1	6
13	0	2	1	6
14	0	3	0	4
15	0	2	0	5
16	0	3	0	7
17	0	1	0	3
18	0	0	0	3
19	0	0	0	5
20	0	0	0	3
21	0	0	0	3
22	0	0	0	2
23	0	0	0	2
24	0	0	0	3
25	0	0	0	1
26	0	0	0	2
27	0	0	0	2
28	0	0	0	2
29	0	0	0	1
30	0	0	0	1
31	0	0	0	1
32	0	0	0	1
33	0	0	0	0
34	0	0	0	0
35	0	0	0	1
36	0	0	0	0
37	0	0	0	0
38	0	0	0	0
39	0	0	0	0
40	0	0	0	1

ckelt, Patienten, die für weitere Untersuchungen zum Thema somatoforme Schmerzstörungen geeignet wären, möglichst ökonomisch im Klinikalltag identifizieren zu können. Die erste Version des SOMS wurde noch unter den Vorgaben des DSM-III-R erarbeitet. Mit Erscheinen des DSM-IV und ICD-10 wurde eine Überarbeitung nach den nun neu zusammengestellten Kriterien für eine somatoforme Schmerzstörung notwendig. Normwerte und Gütekriterien des damit geschaffenen SOMS wurden 1997 mit der Veröffentlichung eines Manuals vorgestellt.

Kontaktadresse

Univ.-Doz. Dr. Winfried Rief
Leitender Diplom-Psychologe
Medizinisch-Psychosomatische Klinik Roseneck
Am Roseneck 6
83209 Prien am Chiemsee

Lizenzrecht

Die Lizenz liegt beim Verlag Hans Huber.

Recherche

Literatur

Bankier B, Aigner M, Krones S et al. (2000) Screening for DSM-IV Somatoform Disorders In Chronic Pain Patients. Psychopathology 33: 115–118. Karger AG, Basel

Handbuch

Rief W, Hiller W, Heuser J (1997) SOMS, das Screening für Somatoforme Störungen. Manual zum Fragebogen, Hans Huber, Bern

6 Schmerzmessung bei Kindern

Schmerzen sind auch bei Kindern ein weit verbreitetes Phänomen. Epidemiologischen Studien zufolge haben 4–5% aller Kinder über 6 Jahren Migräne. Etwa 30% aller Kinder unter 18 Jahren klagen über regelmäßig wiederkehrende Spannungskopfschmerzen und ungefähr 70–90% aller Kinder zwischen 6 und 16 Jahren haben Erfahrungen mit Kopfschmerzen. Dazu kommen 11–30% der Kinder zwischen 8–12 Jahren mit Rückenschmerzen.

Die Epidemiologie verdeutlicht die Größe dieses Problems. Wenn man zudem berücksichtigt, dass bei etwa 16% dieser Kinder die Schmerzen mehrmals pro Woche auftreten, so wird im Hinblick auf die bekannten Sensibilisierungsprozesse deutlich, dass gerade bei Kindern Chronifizierungsfaktoren einer hohen Aufmerksamkeit bedürfen. Die Dokumentation von Schmerzen als Instrument zur Überprüfung einer suffizienten Schmerztherapie gehört daher inzwischen zum klinischen Standard (◘ Abb. 6.1).

Die Schmerzmessung bei Kindern ist abhängig vom Alter und dem jeweiligen Entwicklungsstand des Kindes. Das schmerzbezogene Ausdrucks-

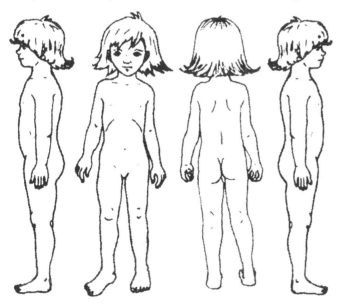

◘ **Abb. 6.1.** Schema für Schmerzausbreitung bei Kindern. (Aus: Dattelner Schmerzfragebogen; Zernikow, 2003)

verhalten ändert sich mit dem Alter des Kindes stark. Darauf muss sich in der Schmerzdokumentation individuell eingestellt werden. ◻ Tabelle 6.1 stellt das Schmerzverhalten in Abhängigkeit vom Alter dar.

Aus dieser Prämisse heraus muss mit Kindern in der Schmerztherapie sehr unterschiedlich je nach Alter und Entwicklungsgrad umgegangen werden. Insbesondere die Neonatologie hat eine recht breite Auswahl von Fremdbeobachtungsinstrumenten hervorgebracht. Da sich aber dieses Buch ausschließlich auf fachübergreifend anzuwendende Instrumente bezieht, wird in diesem Kapitel nur eine entsprechende Auswahl stichwortartig vorgestellt.

Fremdbeobachtungsskalen

Es gibt eine ganze Reihe von unterschiedlichen Skalen zur Beurteilung von Schmerzen bei Kindern. Beispiele und Übersetzungen dieser Instrumente wurden von Kropp (2004) sehr übersichtlich veröffentlicht. Sie seien hier nur als Stichworte erwähnt:

- **Premature Infant Pain Profile (PIPP):** Fremdbeobachtung bei Frühgeborenen
- **Neonatal Post-OP Pain Measurement Score (CRIES):** Fremdbeobachtung nach operativen Eingriffen bei Neugeborenen
- **Neonatal Infant Pain Scale (NIPS):** Fremdbeobachtung bei Neugeborenen
- **COMFORT-Skala:** Bestimmung postoperativer Schmerzen bei Kindern zwischen 0–3 Jahren
- **CHEOPS-Skala:** Mehrdimensionale Verhaltensbeobachtung zur Messung postoperativer Schmerzen bei Kindern im Alter von 0–5 Jahren
- **Modified Objective Pain Score (MOPS):** Auch zur Messung von Schmerzzuständen durch die Eltern geeignet.

◻ **Tabelle 6.1.** Kindliches Verständnis von Schmerzen in Abhängigkeit vom Alter. (Mod. nach McGrath und McAlpine; aus: Kropp, 2004)

Alter	Beobachtung
0–3 Monate	Kein Schmerzverständnis; Reaktionen reflexhaft und wahrnehmungsbezogen
3–6 Monate	Schmerzreaktionen werden durch Traurigkeit und Ärgerreaktion ergänzt
6–18 Monate	Entwicklung von Furcht vor schmerzhaften Empfindungen, Fähigkeit zur Schmerzlokalisation entwickelt sich
18–24 Monate	Gebrauch des Wortes »Schmerzen« (i. S. von »wehtun«) zur Schmerzbeschreibung, Beginn des Gebrauchs nichtkognitiver Schmerzbewältigungsstrategien
3–5 Jahre	Beginnende grobe Angaben der Schmerzintensität, beginnende emotionale Beschreibung des Schmerzes (Beispiel: »schlimm«, »wahnsinnig«)
5–7 Jahre	Besseres Differenzierungsvermögen der Schmerzintensität, Beginn des Gebrauchs kognitiver Schmerzbewältigungsstrategien
7–10 Jahre	Kind kann erklären, warum ein Schmerz »wehtut«, erste Konzeptbildung
ab 11 Jahre	Kind kann Schmerzintensität differenzieren

Da ein Teil der Verfahren aus der Neonatologie stammt, werden hier häufig Parameter der Vitalfunktionen (Herzfrequenz, Blutdruck, O_2-Sättigung) mit erfasst. Im Zusammenhang mit der hier besprochenen Schmerzdokumentation, die keine apparative Messungen miteinbezieht, sollen nur die zwei folgenden Fremdbeobachtungsinstrumente beispielhaft aufgeführt werden.

Mit der CHEOPS-Skala (Children's Hospital of Eastern Ontario Pain Scale) lassen sich akute Schmerzen quantifizieren (◘ Tabelle 6.2). Dabei werden Verhaltensaspekte mit Punkten bewertet und zu einem Gesamtwert addiert. Die Skala lässt sich im Altersbereich von 0–5 Jahren anwenden.

Die MOPS-Skala (Modified Objective Pain Scale) nach Wilson und Doyle (aus: Kropp, 2004) ermöglicht die postoperative Schmerzmessung bei Kindern im Alter von 2–11 Jahren und kann auch von Eltern angewendet werden (◘ Tabelle 6.3).

◘ **Tabelle** 6.2. CHEOPS-Skala zur Messung postoperativer Schmerzen bei Kindern im Alter von 0–5 Jahren. (Mod. und übersetzt nach McGrath und McAlpine [1993]; aus: Kropp, 2004)

Parameter	Beobachtung	Punkte
Schreien	▬ Kein Schreien	1
	▬ Wimmern (leises Weinen)	2
	▬ Schreien	2
	▬ Kreischen (aus voller Lunge)	3
Gesicht	▬ Lächeln (nur vergeben, wenn positiver Gesichtsausdruck)	0
	▬ Geordnet (neutraler Ausdruck)	1
	▬ Grimassieren (nur vergeben, wenn negativer Gesichtsausdruck)	2
Verbaler Ausdruck	▬ Positiv, Kind redet über andere Inhalte	0
	▬ Keiner, Kind redet nicht	1
	▬ Klagen, aber über andere Inhalte (»ich möchte Mama sehen«)	1
	▬ Klagen (schmerzbezogen)	2
	▬ Klagen (schmerzbezogen und andere Inhalte)	2
Körper	▬ Neutral (ruhig, inaktiv)	1
	▬ Bewegung (schlangenförmig)	2
	▬ Angespannt (gebeugt, rigide)	2
	▬ Zitternd (unwillkürlich schüttelnd)	2
	▬ Aufrecht (Kind ist in vertikaler, aufrechter Position)	2
	▬ Unterdrückt (Arme sind unbeweglich, steif)	2
Berührung	▬ Nicht vorhanden (Kind berührt seine Wunde nicht)	1
	▬ Hinfassen (Kind fasst in Richtung Wunde, fasst sie aber nicht an)	2
	▬ Berühren (Kind fasst sanft die Wunde an)	2
	▬ Greifen (Kind greift energisch an die Wunde)	2
	▬ Unterdrückt (Arme sind unbeweglich, steif)	2
Beine	▬ Neutral (in jedweder Position, aber entspannt)	1
	▬ Sich windend (ruhelose Bewegung, Ausschlagen der Füße)	2
	▬ Angezogen, angespannt	2
	▬ Stehend (in Hockstellung oder kniend)	2
	▬ Unterdrückt (Beine sind unbeweglich)	2

Addition der Punktwerte aller 6 Indikatoren (Wertebereich: 4–13). Je höher der Punktwert, desto ausgeprägter der Schmerzausdruck.

◪ **Tabelle 6.3.** Modified Objective Pain Score (MOPS). (Mod. und übersetzt nach Wildson und Doyle [1996]; aus: Kropp, 2004)

Parameter	Beobachtung	Punkte
Schreien	▬ Nicht vorhanden ▬ Kann getröstet werden ▬ Kann nicht getröstet werden	0 1 2
Bewegungen	▬ Keine ▬ Ruhelos ▬ Hin– und herschlagen	0 1 2
Antrieb	▬ Schlafend ▬ Ruhig ▬ Schwach ▬ Hysterisch	0 0 1 2
Haltung	▬ Normal ▬ Gebeugt ▬ Hält die verletzte Seite	0 1 2
Verbaler Ausdruck	▬ Schlafend ▬ Keine Klagen ▬ Unspezifische Klagen (nicht lokalisierbar) ▬ Spezifische Klagen (lokalisierbar)	0 0 1 2

Auch zur Messung von Schmerzzuständen durch die Eltern des Kindes geeignet. Addition der Punktwerte aller 5 Indikatoren (Wertebereich: 0–10). Je höher der Punktwert, desto ausgeprägter der Schmerzausdruck.

Schmerzerfahrung von Kindern

Als einen besonderen Aspekt bei Kindern soll die Schmerzanamnese erwähnt werden. Kinder haben einen ganz anderen Erfahrungshintergrund als Erwachsene. Es wird beschrieben, dass Kinder im Krankenhaus das Wort »Schmerz« häufig nicht einordnen können. Ihnen »tut etwas weh«. Die Fähigkeit, Schmerzen zu verbalisieren, ist je nach Alter sehr unterschiedlich. Häufig erfolgt eine Fremdanamnese mit den Eltern. Kinder können aber wichtige Auskunft über ihr Schmerzerleben selber geben, wenn die richtigen Worte gefunden werden. Dies ist Aufgabe des folgenden Interviewleitfadens, den Hester NO 1984–1987 in ihren umfangreichen Studien an der School of Nursing der Univerität von Colorado verwandt hat.

Leitfaden zur Schmerzanamnese bei Kindern

Kind	Eltern
Sag mir, was Schmerz ist.	Welche Wörter benutzt Ihr Kind für Schmerzen?
Erzähl mir davon, wie Dir schon mal etwas wehgetan hat.	Beschreiben Sie frühere Schmerzerfahrung Ihres Kindes!
Erzählst Du anderen davon, wenn Dir etwas wehtut? Wenn ja, wem?	Wissen Sie, wenn Ihr Kind Schmerzen hat?

Was möchtest Du, dass andere für Dich tun, wenn Dir etwas wehtut?	Wie reagiert Ihr Kind für gewöhnlich auf Schmerzen?
Was möchtest Du nicht, dass man für Dich tut, wenn Dir etwas wehtut?	Was tun Sie für Ihr Kind, wenn ihm etwas wehtut?
Was hilft am besten, damit es aufhört wehzutun?	Womit hilft sich Ihr Kind selbst, wenn ihm etwas wehtut?
Gibt es etwas von Dir, was ich wissen sollte, wenn Dir etwas wehtut? (Wenn ja, das Kind beschreiben lassen)	Was hilft am besten, um die Schmerzen Ihres Kindes zu erleichtern?
–	Gibt es irgendetwas besonderes, was Sie mich über Ihr Kind und die Schmerzen wissen lassen möchten? (Wenn ja, beschreiben Sie es)

Schmerzintensität bei Kindern

Smiley-Analogskala (SAS)

Einsatzbereich

Die Smiley-Analogskala kann nach Bieri (1990) Kindern ab 2,5–4 Jahren präsentiert werden (◘ Abb. 6.2). Die sonst bekannte Visuelle Analogskala (VAS) (► Kap. 4), wie sie bei Erwachsenen benutzt wird, kann nach Untersuchungen von Pottmann (Pottmann und Goepel, 1984) ab dem 5.–7. Lebensjahr eingesetzt werden.

Durchführung

Die Smiley-Analogskala wird als Ganzes präsentiert, mit der Bitte auf das Gesicht zu zeigen, welches am ehesten den momentanen Schmerzen bzw. dem körperlichen Befinden entspricht.

Poker Chip Tool (Spielsteininstrument)

Mit Poker Chips sind einfache flache rote Spielsteine gemeint, die vor den Kindern in einer Reihe hingelegt werden. Die Forschungen von Hester (1990) beziehen sich auf vier rote Spielsteine.

Wie stark sind Deine Schmerzen?
Wie fühlst Du Dich heute mit Deinen Schmerzen?

VAS: 1–2   -------   3–4   -------   5–6   -------   7–8   -------   9–10

◘ **Abb. 6.2.** Smiley-Analogskala

Einsatzbereich

Die Poker Chips sind bei Kindern ab ca. 4,5 Jahren einsetzbar.

Durchführung

Es werden vier rote Spielsteine genommen, vor dem Kind in einer Reihe hingelegt und etwa folgende Anweisungen gegeben:

»*Stell Dir vor, diese Spielsteine sind das, was Dir wehtut./Jeder Stein ist ein Stück Schmerz. Dieser Stein tut nur wenig weh, er ist ein kleiner Schmerz. Dieser Stein tut ein bisschen mehr weh und ist ein größerer Schmerz. Dieser Stein zeigt noch mehr Schmerz. Und dieser Stein zeigt den größten Schmerz, den Du haben könntest, der tut am meisten weh. Wie viele Schmerzsteine hast Du gerade jetzt?*«

Das Kind bestimmt die Anzahl der Steine, die auf die momentane Schmerzstärke hinweisen. Dies wird dokumentiert.

Testgüte

Es gibt eine Reihe validierender Studien zum Einsatz von Analog- bzw. Ratingskalen auch bei Kindern. Varni et al. (1987) haben die Fremdangaben zur Schmerzintensität, gemessen mit der VAS, untersucht. Es ergaben sich mittlere bis hohe Korrelationen zwischen den Angaben des Kindes und der Eltern (r=0,72), des Kindes und des Arztes (r=0,62) und der Eltern und des Arztes (r=0,85).

In einer kanadischen Studie (St-Laurent-Gagnon T 1999) wurde die Smiley-Methode mit der Poker Chip-Methode verglichen. Sie wurde an Kindern zwischen 4 und 13 Jahren durchgeführt und hat sowohl die Übereinstimmung der Skalen untereinander als auch die der Einschätzungen von Eltern und Kindern überprüft. Sie kommt zu dem Ergebnis, dass eine hohe Korrelation zwischen Angaben von Eltern und Kindern sowohl bei der Smiley-Skala (r=0,76) als auch bei der Spielsteinmethode (r=0,66) besteht. Allerdings unterschätzen die Eltern bei der Spielsteinmethode leichter die Schmerzintensität ihrer Kinder. Es gibt einen Anhalt dafür, dass beide Skalen nicht deckungsgleich die Schmerzdimensionen erfassen.

Dattelner Schmerzfragebogen für Kinder und Jugendliche

Mit dem Dattelner Schmerzfragebogen für Kinder und Jugendliche wird eine Zusammenfassung mehrerer Verfahren aus der Schmerzdokumentation vorgestellt. Er ist in den Vestischen Kinderkliniken Datteln entwickelt worden und wird derzeit in Zusammenarbeit mit dem Arbeitskreis »Schmerz bei Kindern« der DGSS evaluiert. Der Fragebogen wurde aus dem Varni/ Thompson Pediatric Pain Questionnaire (PPQ) und dem Fragebogen für Schmerzpatienten der DGSS sowie einem Depressionsinventar für Kinder und Jugendliche (Hogrefe, Göttingen) zusammengestellt.

Es liegt eine Version für Eltern, eine für Kinder (ab 5 Jahre) und eine für Jugendliche (ab 9–10 Jahre) vor. Des Weiteren werden jeweils Verlaufsversionen angeboten. Auf den vollständigen Abdruck wird hier verzichtet. Sie kann über das Internet in der jeweils gültigen Version heruntergeladen werden. Über eine Handanweisung liegen derzeit keine Informationen vor.

Kontaktadresse

Dr. B. Zernikow

Dipl.-Psych. U. Damschen

Vestische Kinderklinik Datteln

Universität Witten/Herdecke

Dr. Friedrich Steiner Str. 5

45711 Datteln

Recherche

Literatur

Bieri D, Reeve RA, Champion GD et al. (1990) The faces pain scale for the self-assessment of the severity of pain experienced by children: development, initial validation, and preliminary investigation for ratio scale properties. Pain 41: 139–150

Hester NO, Foster RL, Kristensen K (1990). Measurement of pain in children: Generalizability and validity of the pain ladder and poker chip tool In: Tyler DC, Krane EJ (eds) Advances in pain research an therapy, volume 15: pediatric plan 79–84. Raven Press, New York

Hester NKO (1979) The preoperational child's reaction to immunization. Nurs.Res. Jul–Aug; 28(4): 250–255

Pothmann R (1996) Klinische Schmerzdiagnostik bei Kindern. In: Basler HD, Franz C, Kröner-Herwig B et al. Psychologische Schmerztherapie. Springer, Berlin Heidelberg New York Tokio

Kropp P (2004) Psychologische Schmerzdiagnostik bei Kindern. Schmerz 18: 61–74

McGarth PJ, McAlpine L (1993) Psychlogic perspectives of pediatric pain. J Pediatr 122: S2–S8

Pothmann R (1996) Klinische Schmerzdiagnostik bei Kindern. In: Basler HD, Franz C, Kröner-Herwig B et al. Psychologische Schmerztherapie. Springer, Berlin Heidelberg New York Tokio

Pothmann R (1998) Schmerztherapie bei Kindern. In: Grundlagen der Schmerztherapie. Flöter Th (Hrsg.) Urban und Vogel (Medizin und Wissen), München

St-Laurent-Gagnon T, Bernard-Bonnin AC, Villneuve E (1999) Pain evaluation in preschool children and by their parents. Acta Pediatr. Apr. 88(4): 422–427

Varni JW, Thompson KL, Hanson V (1987) The Varni/Thompson pediatiric pain questionnaire. I. Chronic musculoskeletal pain in juvenile rheumatoid arthritis. Pain 28: 27–38

Varni JW, Walco GA, Katz ER (1989) Assessment and management of chronic and recurrent pain in children with chronic diseases. Pediatrcian 16: 56–63

Wilson GA, Doyle E (1996) Validation of Three pediatric pain scores for use by parents. Anaesthesia 51: 1005–1007

Zernikow B (2003) Schmerztherapie bei Kindern. 2. Auflage. Springer, Berlin Heidelberg New York Tokio

Internet-Links

Dattelner Schmerzfragebogen für Kinder und Jugendliche. In: http://www.schmerzen-bei-kindern.de/index.html (geprüft 10.05.2004)

Hester NO Assessment of Pain in Children with Cancer. School of Nursing, University of Colorado Health Sciences Center, Denver, Colorado 80262. In: http://www.painresearch.utha.edu/cancerpain/ch14.html (geprüft: 01.01.2004)

Mangold B, Gomig I (2002) Chronische Schmerzen bei Kindern und Jugendlichen. Ein systemisches »psychosomatisches« Modell der Diagnostik und Therapie bei chronischen Schmerzen. 37. Kongress der Ärztekammer Nordwürttemberg. In: http://www.aerzte-kammer-bw.de/25/ressourcen/medizin02/B15/2.pdf

Zernikow B, Damschen U (2000) Dattelner Schmerzfragebogen für Kinder und Jugendliche In: http://www.eigenes-leben-ev.de/SchmerzfragebogenKind.pdf (geprüft 01.05.2004)

Pothmann R (2003) Arbeitskreis Schmerztherapie bei Kindern. Jahresbericht 2003 In: http://www.medizin.uni-koeln.de/projekte/dgss/AKKinder.html (geprüft 10.05.2004)

7 Schmerzinterview für geriatrische Patienten

Einsatzbereich

Bei Patienten mit leichten oder mittelgradigen kognitiven Beeinträchtigungen kann das Schmerzinterview alternativ zu den bekannten Schmerzfragebögen eingesetzt werden. Die Durchführungsdauer liegt bei ca. 30–45 min.

Aufbau

Das Schmerzinterview für geriatrische Patienten setzt sich aus mehreren Teilen zusammen.

1. Schmerzlokalisation: Die Patienten werden gebeten, das Gebiet zu umfahren, welches aktuell am meisten wehtut. Ergänzend werden Körperbereiche benannt (Kopf/Gesicht, Hals/Nacken...) und einzeln nach Schmerzen abgefragt. Die Antwort wird in ein Körperschema eingetragen.
2. Schmerzintensität: Die Schmerzintensität wird mit einer Schulnotenskala (1 = kein Schmerz, 6 = stärkster vollstellbarer Schmerz) und parallel mit einer verbalen Ratingskala abgefragt. Merkhilfen werden gezeigt.
3. Beeinträchtigung: Es werden Fragen nach den Fähigkeiten, sich selbst anziehen, eine Treppe steigen, selbst einkaufen oder mit anderen etwas unternehmen zu können, gestellt. Weitere Fragen zur Beeinflussbarkeit des Schmerzes, der Schmerzdauer, der Stimmung und der Erwartung für die Zukunft folgen.
4. Screening auf kognitive Beeinträchtigung: Verwandt werden die Mini Mental State Examination (MMSE) und der Clock-Completion-Test
5. Fremdanamnese zur Medikamenteneinnahme, Wohn-und Pflegesituation.

Eine detaillierte Anwenderbeschreibung kann laut Basler et al. (2001) im Internet abgerufen werden (s. unten).

Testgüte

Da es sich beim Schmerzinterview um ein mehrdimensionales Testverfahren handelt, ist die Angabe von übergreifenden Gütekriterien nicht möglich. Ein Teil des Schmerzinterviews bezieht sich auf die MMSE als Test für kognitive Störungen. Zu diesem Test liegen ausführliche Untersuchungen vor, die im entsprechenden Handbuch nachzulesen sind. Auf eine ausführliche Darstellung wird hier verzichtet, da es nicht zu den klassischen Instrumenten der Schmerzdokumentation gehört.

Insgesamt wird das Schmerzinterview für geriatrische Patienten als praktikables Instrument bei leichten und mittelgradigen kognitiven Beeinträchtigungen eingeschätzt. Es findet, laut Angaben des Autors, bei Therapeuten und Patienten eine gute Akzeptanz.

Entwicklung und Intention

Das Schmerzinterview wurde vom Arbeitskreis »Schmerz und Alter« unter der Leitung von Prof. Basler entwickelt. Erste Studien wurden 2001 veröffentlicht. Es befindet sich weiterhin in Entwicklung. Der neueste Stand sollte jeweils aus dem Internet abgerufen werden.

Kontaktadresse

Prof. Dr. Hans-Dieter Basler
Institut für Medizinische Psychologie
Klinikum der Philipps-Universität Marburg
Bunsenstr. 3
35037 Marburg

Recherche

Literatur

Basler HD, Bloem R, Casser HR et al. (2001) Ein strukturiertes Schmerzinterview für geriatrische Patienten. Schmerz 15: 164–171. Springer, Berlin Heidelberg New York Tokio

Folstein MF, Folstein SE, McHugh PR (1975) »Mini-Mental-State« A practical method for grading the cognitive state of patients for the clinician. J Psychiatr Res 12: 189

Folstein MF, Folstein SE, McHugh PR, Dt. Fassung von Kessler J, Denzler P, Markowitsch HJ (2000) Mini-Mental-Status-Test. Beltz-Test, Göttingen

Nikolaus T (1997) Assessment chronischer Schmerzen bei älteren Menschen. Therapeutische Umschau 54: 340–344

Watson IJ, Arfken CL, Birge SJ (1993) Clock completion: an objective screening test for dementia. J Am Geriatr Soc 41: 1235

Internet-Links

Deutsche Gesellschaft zum Studium des Schmerzes (DGSS) Arbeitskreis Schmerz und Alter. http://www.medizin.uni-koeln.de/projekte/dgss

8 EDV-gestützte Dokumentationssysteme

Computerisierung und umfassende Datenerfassung halten in der gesamten Medizin Einzug. Die steigenden Anforderungen an interne und externe Qualitätssicherung erfordern ein Höchstmaß an Effizienz der Datenerfassung und Auswertung. In der Schmerzmedizin kommt dazu, dass wir immer noch relativ wenig über diese inhomogene Gruppe sog. Schmerzpatienten wissen. Das schmerzmedizinische Wissen in Bits und Bytes zusammenzufassen und in alle erdenklichen Richtungen auswerten und vergleichen zu können, erscheint verlockend. Da entsteht der zunehmende Wunsch, auch die Schmerzdokumentation nicht mehr per Hand auszuwerten, die Skalenwerte nicht mehr im Kopf zu errechnen und eine schnelle übersichtliche Auswertung zu ermöglichen. Die Auswertungswünsche sind dabei in jede Richtung vorstellbar:

- Vereinfachte patientenbezogene Auswertung der Skalen
- Vereinfachte Aufzeichnung von Krankheitsverläufen entsprechend der Schmerzdokumentation
- Analyse der unterschiedlichen Patientenkollektive in der eigenen Praxis
- Vergleich der eigenen Patientenkollektive mit denen anderer Praxen
- Analyse der Krankheitsverläufe unterschiedlicher Patientengruppen
- Outcome-Studien zu unterschiedlichen therapeutischen Ansätzen
- Beweis der besonderen Praxiseigenschaften etc.

Für die EDV-technische Lösung einer Schmerzdokumentation sprechen derzeit viele Argumente. Die technische Umsetzung steckt aber noch in den Kinderschuhen. Die derzeit funktionierenden Systeme (Quast, MedicineMan und Painsoft STK-DGS) lehnen sich überwiegend an die standardisierten Vorschläge der jeweiligen Fachgesellschaft zu Schmerzdokumentation an. Wobei jedes System versucht hat, den eigenen Kriterien zu genügen, und jedes System seine eigene Problematik reproduziert.

QUAST. QUAST war das erste ausgereifte und technisch funktionierende System. Es basiert auf dem Schmerzfragebogen der DGSS. Allerdings bedarf es einer manuellen Dateneingabe. Die Auswertungsmöglichkeiten sind relativ gut und es befindet sich seit mehreren Jahren in aktiver Anwendung. Der Personalaufwand beschränkt die Anwendung allerdings auf größere Einrichtungen.

MedicineMan. Das System kam Ende der 90er Jahre erstmalig auf den Markt, ist aber bis heute nicht ausgereift. Mit diesem System wurde die bestechende Idee umgesetzt, den Patienten selbst die Daten eingeben zu lassen. Über die Anwenderfreundlichkeit finden sich unterschiedliche Angaben.

Painsoft STK-DGS. Dieses System basiert auf dem Heidelberger Schmerzfragebogen, der vom StK protegiert wird. Mit diesem System wurde ebenfalls versucht, eine Antwort auf den zu hohen Personalaufwand einer manuellen Dateneingabe (s. QUAST) zu geben. Es ermöglicht die Datenerfassung über ein Scannersystem. Die Fehlerquote ist allerdings so hoch, dass eine Kontrolle immer erforderlich ist.

Mit diesen drei Softwarepaketen konnten bisher nur mäßig befriedigende Lösungen einer EDV-gestützten Erfassung der Daten in der Schmerzdokumentation geschaffen werden. Die Vorzüge des guten alten Fragebogens in Papierform sollten nicht unterschätzt werden. Die Patienten fügen in aller Regel eine Menge zusätzlicher Informationen handschriftlich hinzu, die ein EDV-System nicht erfassen kann. Wer auf EDV-Nutzung umsteigt, hat viele Vorteile in der Datenauswertung, sollte sich aber dieses Informationsverlusts bewusst sein.

Qualitätssicherung in der Schmerztherapie (QUAST)

QUAST steht für »**Qua**litätssicherung in der **S**chmerz**t**herapie«. Mit diesem EDV-Programm ist erstmals die Möglichkeit geschaffen worden, den standardisierten Schmerzfragebogen der DGSS digital zu erfassen und unter dem Blickwinkel einer umfassenden Qualitätssicherung auszuwerten.

Einsatzbereich

Das Kernstück des QUAST-Programms ist der integr ierte Schmerzfragebogen der DGSS. Die hier genutzte Version bezieht sich auf die von der DGSS empfohlene standardisierte Schmerzdokumentation von März 1998. Die QUAST-Software bietet die Möglichkeit, Daten aus dem standardisierten Schmerzfragebogen gemeinsam mit Angaben zur interventionellen Schmerztherapie, einer Verlaufsdokumentation, der Krankheitsklassifikation nach MASK und einem Chronifizierungsscore zu erfassen. Die Software lässt sich zum Teil in die Praxissoftware integrieren. Von der reinen Technik her eignet sich QUAST für den Einsatz in jeder schmerztherapeutischen Einrichtung.

Aufbau

Die Module des QUAST-Programms umfassen folgende Punkte:

- Dateneingabe
- Patientenverwaltung
- Terminverwaltung
- Schmerzfragebogen:
  Mit Eingabe, Auswertung, graphischer Darstellung, Druck der
  Zusammenfassung mit ausgewerteten Tests, Verlaufsfragebogen
- Erstaufnahme:
  Eingabe der Anamnese und der schmerzrelevanten Operationen
  codierbar nach ICPM, Komorbidität nach ICD 10, Medikamente
- Chronifizierungsscore MPSS
  Eingabe und Berechnung
- Ambulante Termine
- Stationäre Termine
- Stationäre Aufnahme
- Schmerzdiagnosen:
  MASK-S und MASK-P und Freitext
- Interventionelle Schmerztherapie:
  Codieren, Übersichten
- Operative Schmerztherapie
- Codieren

Auswertung

Die Angaben des Patienten aus dem üblichen DGSS-Schmerzfragebogen (Papierversion 1998) müssen als Daten codiert und in das System manuell eingegeben werden. Die Entwickler geben an, dass »bei entsprechender

◘ **Tabelle 8.1.** QUAST-Auswertungsmodule

Reports

- Patientenreports

- Fragebogenreports

- Übersichten   Unterschiedliche Gruppen könnten separat aufgerufen
                       werden

- Auswertung   Ersttermine pro Monat
                       Alter der Patienten
                       MASK erste Ziffer
                       Patienten ohne Diagnose (Kontrollausdruck)
                       Patienten ohne Fragebogen (Kontrollausdruck)

Übung die Eingabe des 28-seitigen Fragebogens in weniger als 10 Minuten möglich« sei (Gockel, 2000).

Die unterschiedlichen, vom Programm vorgegebenen Auswertungsmodule lassen sich der ◘ Tabelle 8.1 entnehmen. QUAST bietet über den FileMaker Pro die zusätzliche Möglichkeit eines Datenexports in andere Formate. Damit stehen dem Anwender die Daten für eine eigene Auswertung frei zur Verfügung.

Entwicklung und Intention

Unter Federführung des Arbeitskreises »Qualitätssicherung, Dokumentation und EDV in der Schmerztherapie« der Deutschen Gesellschaft zum Studium des Schmerzes (DGSS) wurde seit 1994 das QUAST-Programm zur Unterstützung der externen Qualitätssicherung entwickelt. Ziel war es, alle relevanten Indikatoren der Struktur-, Prozess- und Ergebnisqualität zu erfassen. Das QUAST-Programm wird seit 1997 in Kiel und in über 20 schmerztherapeutischen Einrichtungen eingesetzt. QUAST wird den Mitgliedern der DGSS für einen Unkostenerstattungsbetrag zur Verfügung gestellt.

Details sind bei laufender Weiterentwicklung des Programms über die Kontaktadressen zu erfragen.

Kontaktadresse

DGSS-Geschäftsstelle
c/o Klinik für Anästhesiologie
Universität Köln
Joseph-Stelzmann-Str. 9
50924 Köln

PD Dr. Christoph Maier
Abteilung für Schmerztherapie
BG-Klinik Begmannheil, Ruhr-Universität
Brükle-de-la Camp-Platz 1
44789 Bochum
christoph-maier@ruhr-uni-bochum.de

Dr. Hans-Helmut Gockel
Krankenhaus Tutzing
Bahnhofstr. 5
82327 Tutzing
gockel@ki.comcity.de

Recherche

Literatur

Gockel HH, Maier C (2000) Quast. Auswertungsorientiertes EDV-System zur Dokumentati-
on und Qualitätssicherung in der Schmerztherapie. Der Schmerz 14: 401–415. Springer,
Berlin Heidelberg New York Tokio
Pfingsten M, Hildebrandt J (2002) Nomenklatur und Dokumentation In: Gralow I, Husstedt
IW, Bothe HW (Hrsg.) Schmerztherapie interdisziplinär. Schattauer, Stuttgart

Handbuch

Gockel HH, Maier C (2002) QUAST. Qualitätssicherung in der Schmerztherapie. Programm
von Hans-Helmut Gockel und Christoph Maier (gockel@ki.comcity.de) Handbuch zur
Software

Internet-Links

Maier C (2001) Ad-hoc-Kommision für externe Qualitätssicherung (EQS). Jahresbericht In:
http://www.medizin.uni-koeln.de/projekte/dgss/EQS.html (geprüft 10.05.2004)

MedicineMan und Doctor iSuite

MedicineMan ist ein Softwareprogramm, welches die Datenerfassung der Schmerzdokumentation unterstützt. Die Oberfläche ermöglicht eine Dateneingabe durch den Patienten. Es kann über Schnittstellen mit der üblichen Praxissoftware verbunden werden und liefert eine Reihe von Auswertungsmöglichkeiten zur Qualitätssicherung in der Schmerzmedizin.

Einsatzbereich

Das Softwareprogramm MedicineMan unterstützt die Datenerfassung der gesamten Schmerzdokumentation. Die Daten werden direkt vom Patienten ins System eingegeben. So kann das System ohne großen Personalaufwand in jeder schmerztherapeutischen Einrichtung eingesetzt werden. Neben dem standardisierten Aufnahmemodul (in Anlehnung an die Schmerzdokumentation der großen schmerztherapeutischen Verbände) werden kürzere Verlaufsdokumentationen und einzelne spezifische Fragenkomplexe in Modulen erfasst.

Aufbau

Leistungsmerkmale (laut Anbieter; Stand 12/2001):

Patientenverwaltung
- Stammdateneingabe

Patientendialoge
- Erstaufnahme von Schmerzpatienten
- Krankheitsverlauf
- Therapieeinschätzung
- Psychosomatik
- Basisdokumentation Tumorkranke
- Lebensqualität Tumorkranke
- Kopfschmerzerkrankungen

Arztdialoge
- MASK (MASK-S und MASK-P)
- ICD 10
- Befundungen (Grund- und Spezialbefunde)
- Therapien (Leistungskatalog)

Unterstützte Assessmentverfahren
- Schmerzempfindung
- Angst und Depressivität HADS-D, HADS-S, CES-D (ADS)
- Somatisierung SOMS 7, SOMS 2 und SOMS-ICD-10
- Mainzer Chronifizierungsstadien
- PDI
- SF-36 (verkürzte Form)
- Dienstleistungen des Systems
- Speicherung medizinischer Patientendaten
- Textuelle, graphische, bildliche und strukturelle Visualisierung aller Datenbestände und Auswertungsergebnisse
- Druck in Form verschiedener Reports, Zusammenfassungen, Auswertungen und Verlaufsgraphiken

Statistische Auswertungen

Durchführung

Hervorzuheben an dieser Datenbank ist die Möglichkeit, dass Patienten ihre Daten überwiegend selbst eingeben können. Die gesamte Schmerzdokumentation kann über Modulsysteme dem Patienten angeboten werden. Per Mausklick wählt der Patient die entsprechenden Antwortmöglichkeiten aus. Der bisherige Durchlauf für eine Aufnahmedokumentation bedarf, je nach Konzentrationsfähigkeit der Patienten, ca. 1–1,5 h. Die Stammdaten des Patienten und die Arztdokumentation müssen gesondert erfasst werden, soweit sie nicht über die verbundene Praxissoftware übernommen werden können.

Auswertung

Das System hält einen Auswertungsmodus für die einzelnen Skalen vor. Die Auswertungsmodi richten sich nach den gängigen Literaturangaben zu den einzelnen Skalen. Eine patientenbezogene Auswertung wird direkt angezeigt.

Weitere Auswertungsmöglichkeiten bestehen über den einzelnen Patienten hinaus im Sinne eines internen Qualitätsmanagements. Die Zusammenfassung der Daten aus unterschiedlichen Zentren, als externe Qualitätskontrolle, ist im Rahmen der Weiterentwicklung vorgesehen.

Entwicklung und Intention

MedicineMan ist ein EDV-gestütztes Dokumentationssystem, das sich in die Arztsoftware integrieren lässt. Es wurde seit Anfang der 90er Jahre in Kooperation zwischen dem Interdisziplinären Arbeitskreis Brandenburger Schmerztherapeuten (IABS e.V.) und der Universität Dresden entwickelt und ist seit 2002 im Einsatz.

Dieses Programm wurde mit dem Ziel entwickelt, die Schmerzdokumentation durch den Patienten selbst im Rahmen eines multimedialen Dialogs eingeben zu lassen, um damit EDV-technisch auswerten und Verlaufsdaten darstellen zu können. Die Daten können ebenso als Grundlage zu einer praxisinternen und praxisübergreifenden Qualitätssicherung genutzt werden.

Das Programm befindet sich weiterhin in Entwicklung.

Kontaktadresse

Doz. Dr. U. Petersohn
TU Dresden, Institut Künstliche Intelligenz
01062 Dresden
Tel.: 0351–4 63 84 31
Fax: 0351–4 71 88 70
E-Mail: petersohn@inf.tu-dresden.de

Dr. med. K. Gastmeier, Facharzt für Anästhesiologie
Anästhesiologische Praxis im Gribnitzsee
Karl-Marx-Str. 42
14482 Potsdam
Tel.: 0331–74 30 70
Fax: 0331–74 30 725
E-Mail: Knud.Gastmeier@t-online.de

Painsoft STK-DGS

Painsoft STK-DGS ist ein Softwareprogramm und Komplettsystem zur automatisierten Formularerfassung und Auswertung für die standardisierte Verlaufsdokumentation STK-DGS, Schmerzfragebogen STK-DGS und Schmerztagebuch STK-DGS. Dieses Programm hat den entscheidenden Vorteil, dass die vom Patienten per Hand ausgefüllten Fragebögen eingescannt und vom Programm gelesen werden können. Eine Datennachpflege ist allerdings notwendig.

Einsatzbereich

Die Software Painsoft STK-DGS kann überall eingesetzt werden, wo auch die entsprechenden Schmerzfragebögen zur Anwendung kommen. Es bedarf neben der speziellen Software auch einen entsprechenden Scanner, die gemeinsam angeboten werden.

Aufbau

Das Painsoft-Programm erfasst die Schmerzfragebögen und die Verlaufsdokumentation der STK-DGS. Der spezielle Aufbau dieser Fragebögen wird in Kapitel 4 beschrieben. Neben den üblichen Aufnahmedaten und psychometrischen Skalen können die therapeutischen Maßnahmen erfasst werden. Über die Patientennummer ist eine Schnittstelle zur Praxissoftware für zukünftige Updates geplant.

Die vom Patienten ausgefüllten Schmerzfragebögen können direkt der Datenverarbeitung durch ein Scanvorgang zugeführt werden. Diese speziellen Fragebögen müssen über den StK bezogen werden. Der zugehörige Scanner liest doppelseitig bis zu 50 Fragebögen hintereinander ein. Die Software bietet eine Fehleranalyse des Scanverfahrens an, wodurch Korrekturen eingefügt werden können. Anschließend wird eine Datenanalyse durchgeführt.

Auswertung

Die Daten werden zunächst tabellarisch dargestellt, es können aber auch graphische Verlaufsdarstellungen der folgenden Parameter angezeigt werden:

- Lebensqualität
- Schmerzintensität (VAS)
- Schmerzempfindung, sensorische
- Schmerzempfindung, affektiv
- Depressionsscore = ADS
- Pain Disability Index (PDI)

Entwicklung und Intention

Die Painsoft STK-DGS wurde im Auftrag des »Schmerztherapeutischen Kolloquiums« für den Einsatz im Praxisbereich entwickelt. Sie wurde erstmals 2003 auf dem Deutschen Schmerztag 2003 in Frankfurt vorgestellt. Ziel war es, eine EDV-gestützte Aufbereitung der Daten aus der Schmerzdokumentation für den Praxisbereich zu ermöglichen, da sowohl die manuelle als auch die bisherigen Computerversionen zu aufwändig oder kompliziert erschienen. Das System befindet sich bis auf weiteres in der Entwicklungsphase.

Kontaktadresse

Schmerztherapeutisches Kolloquium
Deutsche Gesellschaft für Schmerztherapie e.V.
Adenauerallee 18
61440 Oberursel

Recherche

Literatur

Das Programm wurde erstmalig auf dem STK-Schmerzkongress in Frankfurt/Main 2003 vorgestellt. Literaturhinweise liegen derzeit noch nicht vor.

Handbuch

Informationsbroschüre, erstellt durch Heike Ahrendt, Juni 2003, ist über oben genannte Kontaktadresse zu beziehen.

Anhang

Kopfschmerzklassifikation der International Headache Society (IHS)

1.   Migräne

1.1.	**Migräne ohne Aura**
1.2.	**Migräne mit Aura**
1.2.1.	Typische Aura mit Migränekopfschmerz
1.2.2.	Typische Aura mit Kopfschmerzen, die nicht einer Migräne entsprechen
1.2.3.	Typische Aura ohne Kopfschmerzen
1.2.4.	Familiäre hemiplegische Migräne (FHM)
1.2.5.	Sporadische hemiplegische Migräne
1.2.6.	Migräne vom Basilaristyp
1.3.	**Periodische Syndrome in der Kindheit, die im Allgemeinen Vorläufer einer Migräne sind**
1.3.1.	Zyklisches Erbrechen
1.3.2.	Abdominelle Migräne
1.3.3.	Gutartige paroxysmaler Schwindel in der Kindheit
1.4.	**Retinale Migräne**
1.5.	**Migränekomplikationen**
1.5.1.	Chronische Migräne
1.5.2.	Status migränosus
1.5.3.	Persistierende Auro ohne Hirninfarkt
1.5.4.	Migränöser Infarkt
1.5.5.	Zerebrale Krampfanfälle, durch Migräne getriggert
1.6.	**Wahrscheinliche Migräne**
1.6.1.	Wahrscheinliche Migräne ohne Aura
1.6.2.	Wahrscheinliche Migräne mit Aura
1.6.3.	Wahrscheinliche chronische Migräne

2.   Kopfschmerz vom Spannungstyp

2.1.	Sporadisch auftretender episodischer Kopfschmerz vom Spannungstyp

5. Kopfschmerz zurückzuführen auf ein Kopf- und/oder HWS-Trauma

5.1.	**Akuter posttraumatischer Kopfschmerz**
5.1.1.	Akuter posttraumatischer Kopfschmerz bei mittlerer oder schwerer Kopfverletzung
5.1.2.	Akuter posttraumatischer Kopfschmerz bei leichter Kopfverletzung
5.2.	**Chronischer posttraumatischer Kopfschmerz**
5.2.1.	Chronischer posttraumatischer Kopfschmerz bei mittlerer oder schwerer Kopfverletzung
5.2.2.	Chronischer posttraumatischer Kopfschmerz bei leichter Kopfverletzung
5.3.	**Akuter Kopfschmerz nach HWS-Beschleunigungstrauma**
5.4.	**Chronischer Kopfschmerz nach HWS-Beschleunigungstrauma**
5.5.	Kopfschmerz zurückzuführen auf ein traumatisches intrakraniales Hämatom
5.5.1.	Kopfschmerz zurückzuführen auf ein epidurales Hämatom
5.5.2.	Kopfschmerz zurückzuführen auf ein subdurales Hämatom
5.6.	**Kopfschmerz zurückzuführen auf ein anderes Kopf- oder HWS-Trauma**
5.6.1.	Akuter Kopfschmerz zurückzuführen auf ein anderes Kopf- oder HWS-Trauma
5.6.2.	Chronischer Kopfschmerz zurückzuführen auf ein anderes Kopf- oder HWS-Trauma
5.7.	**Kopfschmerzen nach Kraniotomie**
5.7.1.	Akuter Kopfschmerz nach Kraniotomie
5.7.2.	Chronischer Kopfschmerz nach Kraniotomie

6. Kopfschmerz zurückzuführen auf Gefäßstörungen im Bereich des Kopfes oder des Halses

6.1.	**Kopfschmerz zurückzuführen auf einen ischämischen Infarkt oder trasitorische ischämische Attacken**
6.1.1.	Kopfschmerz zurückzuführen auf einen ischämischen Infarkt (zerebraler Infarkt)
6.1.2.	Kopfschmerz zurückzuführen auf eine transitorische ischämische Attacke (TIA)
6.1.3.	Thromboemolischer Infarkt
6.2.	**Kopfschmerz zurückzuführen auf eine nicht-traumatische intrakaniale Blutung**
6.2.1.	Kopfschmerz zurückzuführen auf eine intrazerebrale Blutung
6.2.2.	Kopfschmerz zurückzuführen auf eine subarachnoidale Blutung
6.3.	**Kopfschmerz zurückzuführen auf eine nicht-rupturierte Gefäßfehlbildung**
6.3.1.	Kopfschmerz zurückzuführen auf ein sackförmiges Aneurysma
6.3.2.	Kopfschmerz zurückzuführen auf eine arterio-venöse Malformation
6.3.3.	Kopfschmerz zurückzuführen auf eine arterio-venöse Fistel

7.   Kopfschmerz zurückzuführen auf nicht vaskulären intrakraniellen Störungen

10.3.3.	Kopfschmerzen zurückzuführen auf eine hypertensive Enzephalopythie
10.3.4.	Kopfschmerzen zurückzuführen auf eine Präeklampsie
10.3.5.	Kopfschmerzen zurückzuführen auf eine Eklampsie
10.3.6.	Kopfschmerzen zurückzuführen auf einen akuten Blutdruckanstie durch eine exogene Substanz
10.4.	**Kopfschmerzen zurückzuführen auf eine yperthyreose Hyperthyreose**
10.5.	**Kopfschmerzen zurückzuführen auf Fasten**
10.6.	**Kopfschmerzen zurückzuführen auf eine kardiale Erkrankung**
10.7.	**Kopfschmerzen zurückzuführen auf eine andere Störung der Homöostase**

11. Kopfschmerz oder Gesichtsschmerz zurückzuführen auf Erkrankungen des Schädels sowie von Hals, Augen, Ohren, Nase, Nebenhöhlen, Zähnen, Mund oder anderen Gesicht- oder Schädelstrukturen

11.1.	**Kopfschmerzen zurückzuführen auf Erkrankungen der Schädelknochen**
11.2.	**Kopfschmerzen zurückzuführen auf Erkrankungen des Halses**
11.2.1.	Zervikogener Kopfschmerz
11.2.2.	Kopfschmerzen zurückzuführen auf eine retropharyngeale Tendinitis
11.2.3.	Kopfschmerzen zurückzuführen auf eine kraniozervikale Dystonie
11.3.	**Kopfschmerzen zurückzuführen auf Erkrankungen der Augen**
11.3.1.	Kopfschmerzen zurückzuführen auf ein akutes Glaukom
11.3.2.	Kopfschmerzen zurückzuführen auf einen Brechungsfehler
11.3.3.	Kopfschmerzen zurückzuführen auf eine Heterophorie oder Heterotropie
11.3.4.	Kopfschmerzen zurückzuführen auf eine entzündliche Erkrankung des Auges
11.4.	**Kopfschmerzen zurückzuführen auf Erkrankungen der Ohren**
11.5.	**Kopfschmerzen zurückzuführen auf eine Rhinosinusitis**
11.6.	**Kopfschmerzen zurückzuführen auf Erkrankungen der Zähne, Kiefer und benachbarte Strukturen**
11.7.	**Kopfschmerzen zurückzuführen auf Erkrankungen des Kiefergelenks**
11.8.	**Kopfschmerzen zurückzuführen auf andere Erkrankungen des Schädels sowie von Hals, Augen, Ohren, Nase, Nebenhöhlen, Zähnen, Mund oder anderen Gesicht- oder Schädelstrukturen**

12. Kopfschmerzen zurückzuführen psychiatrische Störungen

| **12.1.** | **Kopfschmerzen zurückzuführen auf eine Somatisierungsstörung** |
| **12.2.** | **Kopfschmerzen zurückzuführen auf eine psychotische Störung** |

13.   Kraniale Neuralgien und zentrale Ursachen von Gesichtsschmerzen

14.   Andere Kopfschmerzen, kraniale Neuralgien, zentrale oder primäre Gesichtsschmerzen

Multiaxiale Schmerzklassifikation (MASK)

Somatischer Bereich (MASK-S)

Darstellung der ersten zwei Ziffern

1.0.0.0.0 Kopfschmerz

1.1	Migräne
1.2.	Spannungskopfschmerz
1.3.	Clusterkopfschmerz und paroxysmale Hemikranie
1.4.	Verschiedene Kopfschmerzformen ohne begleitende strukturelle Läsionen
1.5.	Kopfschmerz bei bekannten Erkrankungen oder Substanzeinnahme
1.6.	Kopfschmerz bei Erkrankungen von HWS, Schädel, und Gesichtsstrukturen
1.7.	Kopfschmerz bei Affektionen von Nerven und Deafferentierungsschmerz
1.8.	Kopfschmerz bei intrakraniellem Neoplasma
1.9.	Nicht-klassifizierbarer Kopfschmerz

2.0.0.0.0 Gesichtsschmerz

2.1.	Cervikogener Gesichtsschmerz
2.2.	Bei Erkrankungen des Schädels/Gesichts
2.3.	Gesichtsneuralgie
2.4.	Sonstiger neuropathischer Gesichtsschmerz
2.5.	Sonstiger Gesichtsschmerz

3.0.0.0.0 Schmerzen bei Gefäßerkrankungen

3.1.	Schmerzen bei peripherer arterieller Verschlusskrankheit
3.2.	Schmerz nach akutem Verschluss
3.3.	Schmerz bei entzündlichen Gefäßerkrankungen
3.4.	Schmerz bei sonstiger Durchblutungsstörung
3.5.	Schmerz bei primärem Raynaudsyndrom
3.6.	Schmerz bei sekundärem Raynaudsyndrom
3.7.	Schmerz bei Erkrankungen des venösen oder lymphatischen Systems
3.9.	Schmerzen bei sonstigen Gefäßerkrankungen

4.0.0.0.0 Schmerz bei Läsionen oder Erkrankungen des Nervensystems

4.1.	Neuralgie
4.2.	Periphere Neuralgien
4.3.	Komplexes regionales Schmerzsyndrom; CRPS TypI (sympathische Reflexdystrophie)

4.4.   Komplexes regionales Schmerzsyndrom; CRPS TypII
4.5.   Regionale Schmerzsyndrome anderen Typs
4.6.   Postamputationsschmerz
4.7.   Schmerzen bei intrazerebraler Erkrankungen
4.8.   Schmerz bei spinaler Erkrankung
4.9.   Schmerzen bei sonstiger neurologische Erkrankungen

5.0.0.0.0 Rückenschmerzen

5.1.   Unspezifische Rückenschmerzen bei Störungen von..
5.2.   Degenerativ
5.3.   Spezifische Erkrankungen der Wirbelsäule
5.4.   Angeborene/erworbene Formfehler der Wirbelsäule
5.5.   Postoperativ
5.6.   Nach Trauma
5.7.   Benigner Tumor
5.8.   Malignom
5.9.   Rückenschmerzen sonstiger Genese

6.0.0.0.0 Schmerzen des muskuloskelettalen Systems (außer im Bereich der WS)

6.1.   Bei unspezifischen Störungen
6.2.   Bei degenerativen Erkrankung
6.3.   Fehlstellungen und Luxation
6.4.   Spezifische Erkrankungen und Schmerzen durch exogene
            Substanzen
6.5.   Postoperative Schmerzen
6.6.   Nach Trauma/Bestrahlung
6.7.   Komplexe regionale Fuktionsstörungen
6.8.   Sonstige Schmerzen im muskulo-skelettalen System

7.0.0.0.0 Visceraler (nicht-operativer) Schmerz

7.1.   Thoraxschmerz
7.2.   Abdominalschmerz (gesamtes oder oberes Abdomen)
7.3.   Unterer Abdominal- und Leistenschmerz
7.4.   Erkrankungen der Niere und des harnableitenden Systems
7.5.   Beckenschmerz
7.6.   Schmerzen im Genitalbereich
7.7.   (Peri)analschmerz
7.9.   Sonstiger visceraler Schmerz

8.0.0.0.0 Akuter perioperativer und posttraumatischer Schmerz

9.0.0.0.0 Schmerzen ohne klinischen oder anamnestischen Hinweis auf eine somatische Ätiologie oder organbezogene Lokalisation

Psychosomatischer Bereich (MASK-P)

Achsenzusatzcodierung

1	Achse wurde nicht untersucht
2	Keine Auffälligkeit identifizierbar
3	Patient/in sieht Auffälligkeit nicht
4	Patient/in sieht Auffälligkeit

Phänomenologische Achsen 1–10

1   Motorisch-verhaltensmäßige Schmerzverarbeitung

_.011	Ausgeprägtes non-verbales Schmerzverhalten
_.012	Ausgeprägtes verbales Schmerzverhalten
_.013	Diskrepanz zwischen verbalem und non-verbalem Schmerz-verhalten
_.014	Defizite im Bitten um soziale Unterstützung
_.015	Ausgeprägte Vermeidung körperlicher Aktivitäten
_.016	Ausgeprägte Vermeidung sozialer Aktivitäten
_.017	Ausgeprägtes Durchhalteverhalten
_.018	Nichteinhaltung erforderlichen Gesundheitsverhaltens

2   Emotionale Schmerzverarbeitung

_.021	Traurig-niedergeschlagene Stimmung
_.022	Ärgerlich-gereizte Stimmung
_.023	Ängstliche Stimmung
_.024	Leichte innere Erregbarkeit
_.025	Eingeschränktes emotionales Erleben
_.026	Mangelnder Emotionsausdruck
_.027	Übertrieben positiver Emotionsausdruck

3   Kognitive Schmerzverarbeitung

_.031	Hilflosigkeit/Katastrophisieren
_.032	Resignation/Hoffnungslosigkeit
_.033	Suizidgedanken
_.034	Mangelnde Wahrnehmung körperlicher Vorgängen
_.035	Ausgeprägtes Bagatellisierung körperlicher Vorgänge
_.036	Ausgeprägte Selbstaufmerksamkeit für körperlicher Vorgänge
_.037	Ausgeprägter Durchhalteappell

4   Krankheitsbezogene Metakognitionen

_.041	Ausgeprägtes somatisches Krankheitsmodell
_.042	Ausgeprägte stabile Ursachenattribution
_.043	Ausgeprägte externale Kontrollattribution

_.084   Mangelnde Wahrnehmung und Bagatellisierung von Stress-
reaktionen

_.085   Übermäßige körperliche Ablenkung bei Stress

_.086   Mangel an entspannungsfördernden Formen der Stress-
bewältigung

_.087   Mangel an emotionsregulierenden Formen der Stress-
bewältigung

_.088   Mangel an sozial kompetenter Stressverarbeitung

9   Psychophysiologische Dysregulation

_.091   Situationsspezifisch erhöhte Aktivität symptomrelevanter
Muskulatur

_.092   Habituell erhöhte Aktivität symptomrelevanter Muskulatur

_.093   Situationsspezifisch erhöhte Aktivität verschiedener Muskeln

_.094   Habituell erhöhte motorische Unruhe

_.095   Situationsspezifisch erhöhte symptomrelevante vegetative
Aktivität

_.096   Situationsspezifisch erhöhte Aktivität verschiedener vegetativer
Systeme

_.097   Habituell erhöhte Aktivität verschiedener vegetativer Systeme

10   Konflikt-Verarbeitungsstil

_.101   Schizoider Verarbeitungsstil

_.102   Depressiver Verarbeitungsstil

_.103   Zwanghafter Verarbeitungsstil

_.104   Histrionischer Verarbeitungsstil

_.105   Narzisstischer Verarbeitungsstil

_.106   Borderline Verarbeitungsstil

11   MASK-P Diagnosen: Funktionale Zusammenhänge

_.111   Bei maladaptiver Schmerzverarbeitung

_.112   Bei klassischen Konditionierungsprozessen

_.113   Bei operanten Konditionierungsprozessen

_.114   Bei Einfluss von psychosozialem Stress

_.115   Bei Schmerz als Teil einer Reaktion auf schwere Belastungen
und kritische Lebensereignisse

_.116   Bei Somatisierung psychischen Leidens

_.117   Bei Schmerz auf der Basis früherer Belastungen und Über-
forderungen

_.118   Bei beziehungsstabilisierender Funktion

(Weitere Differenzierung erfolgt in der 4. Stelle)

Diagnose auf ICD bzw. DSM-III-R Basis

Stichwortverzeichnis